決め手は
チームワーク医療

患者さんに・ご家族に・地域に寄り添う
中部ろうさい病院

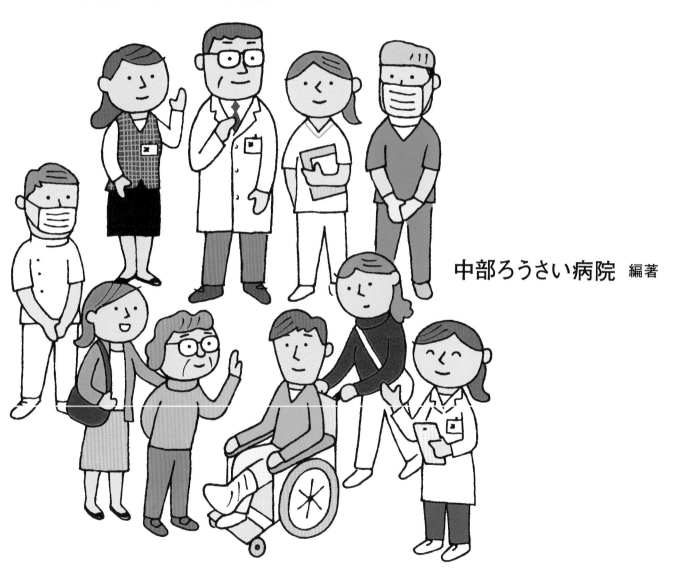

中部ろうさい病院 編著

バリューメディカル

チーム医療で
患者さん一人ひとりを大切に

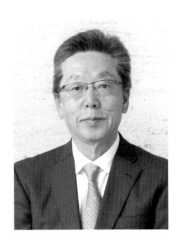

中部ろうさい病院 院長

さとう　けいじ

佐藤 啓二

　中部労災病院は、1955（昭和30）年3月22日に整形外科・内科・外科の3診療科から始まり、2008（平成20）年6月に50周年記念として新病院が完成し、さらに新たなステージへ踏み出しました。愛知県地域医療支援病院・愛知県がん診療拠点病院・災害拠点病院・厚生労働省臨床研修指定病院に認定され、港区を中心に名古屋市南部地域の医療拠点として活動を継続しています。

　2020（令和2）年4月1日に病院長として着任し、まず感じたことは、「老舗の鷹揚さ」でした。残念ながら、「チームワーク良く、しっかりとした医療を展開していれば、それで良し」とする風潮がありました。名古屋市南部地域には病院が複数あり、他病院との比較で「優れている」「劣っている」ところを自覚し、改善に向けた「PDCAサイクル」（Plan〈計画〉・Do〈実行〉・Check〈評価〉・Action〈改善〉）を続けていく必要がありました。

そこで、

・地域の皆さまへ当院の最新治療を知ってもらうこと

・職員が院内の医療を再認識すること

・連携医療施設の皆さまに中部ろうさい病院をさらに理解してもらうこと

を可能とし、緊密な医療連携を通じて、地域医療を高度なレベルで支える病院としてさらに発展するために、本書籍を発刊いたしました。

　本書『決め手はチームワーク医療　患者さんに・ご家族に・地域に寄り添う　中部ろうさい病院』は、チームワーク医療をベースとし、レベルの高い診療を実践していることを理解してもらいたい思いで、パート1には「チームで作る高度医療・19コンテンツ」を盛り込みました。パート2では「地域を牽引する最新治療・24コンテンツ」として、各診療科で行っている治療内容や、先進的でユニークな取り組みについて紹介しています。さらに、一般の方にもわかりやすいように、できるだけイラストや写真を使い、平易な表現で読みやすくしました。本書をご活用いただき、皆さまの受診の一助となることを願っています。

　当院では、全職種をあげて地域の皆さまを支えるためにチームを組み、堅実で高度な医療を展開しています。ぜひ、本書をご一読いただき、私たちのチームワーク医療をご理解いただければ幸いです。

2021年3月

【病院の理念】

納得、安心、そして未来へ

【基本方針】

◆ 医療の質の向上と安全管理の徹底

◆ 生命の尊厳の尊重と患者さん中心の医療

◆ 人間性豊かな医療人の育成と倫理的医療の遂行

◆ 地域社会との密な連携と信頼される病院の構築

◆ 災害・救急医療への積極的な貢献と勤労者に相応しい高度医療の提供

【病院概要】

名称　独立行政法人労働者健康安全機構　中部労災病院

開設者　独立行政法人労働者健康安全機構　理事長　有賀 徹

管理者　中部労災病院 院長　佐藤 啓二

開院　昭和30年3月22日

病床数　556床（稼働531床）

所在地　〒455-8530

　　　　愛知県名古屋市港区港明1丁目10番6号

電話　052-652-5511（代表）

URL　https://www.chubuh.johas.go.jp/

診療科目
（28診療科）　総合内科、呼吸器内科、消化器内科、循環器内科、腎臓内科、

　　　　神経内科、心療内科、糖尿病・内分泌内科、リウマチ科、精神科、

　　　　小児科、外科、消化器外科、呼吸器外科、整形外科、心臓血管外科、

　　　　脳神経外科、形成外科、皮膚科、泌尿器科、産婦人科、眼科、耳鼻咽喉科、

　　　　リハビリテーション科、放射線科、麻酔科、歯科口腔外科、病理診断科

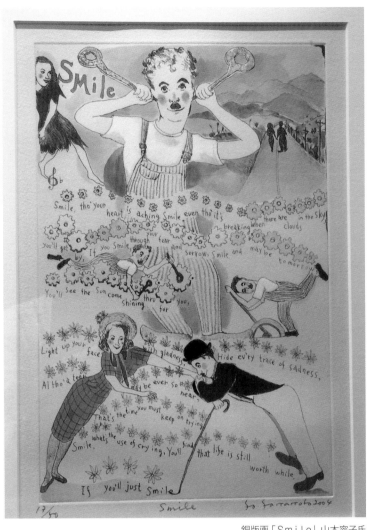

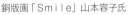

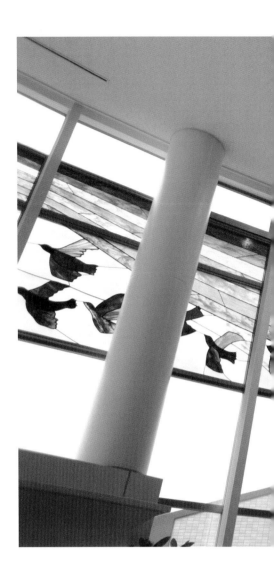

銅版画「Smile」山本容子氏

ホスピタルアート

　1955（昭和30）年３月、整形外科・内科・外科の３診療科による診療が始まり、「中部労災病院」を開院しました。50周年記念として2008（平成20）年６月に新築し、「中部ろうさい病院」として第２ステージに入っています。

　病院の吹き抜けエントランスには、美術館を思わせる解放感あふれる癒し空間が広がっています。ステンドグラスの「レインボー」は、日本画家・上野泰郎氏に作成を依頼しました。虹と鳥によって自然の偉大さ・大切さが表現され、朝日を浴びてエントランスを明るく照らし出すように設置しています。また、同氏による「人間賛歌」は、レインボーに表現される自然に対比させながら、人間の尊さが表現されています。

　エスカレータの乗り降りの際には、陶芸家・吉川正道氏による「The Prayer 空蝉」と題した陶版画を近くで観ることができます。ぜひ、心洗われる空間を味わっていただきたいと思います。

　さらに、院内廊下の各所や特別室病棟の病室（中には天井画もあります）には、銅版画家・山本容子氏の作品を数多く設置しています。入院加療されている患者さんに、少しでも「和み」を提供できるように工夫しています。

　ご覧いただければ幸いです。

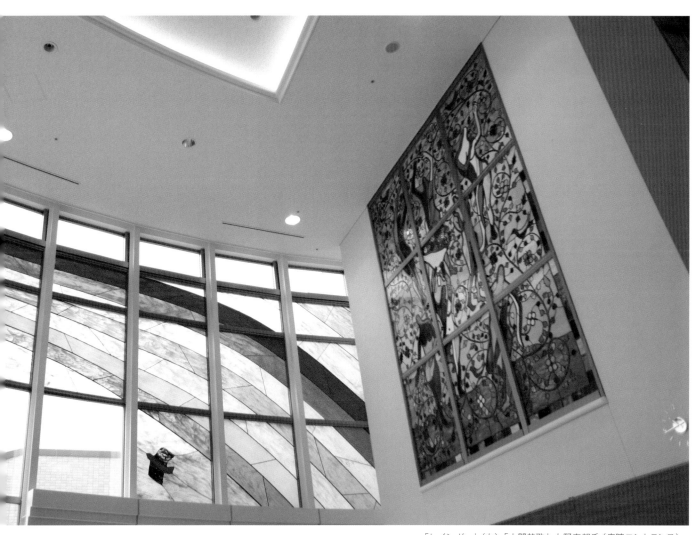

「レインボー」（左）「人間賛歌」上野泰郎氏（病院エントランス）

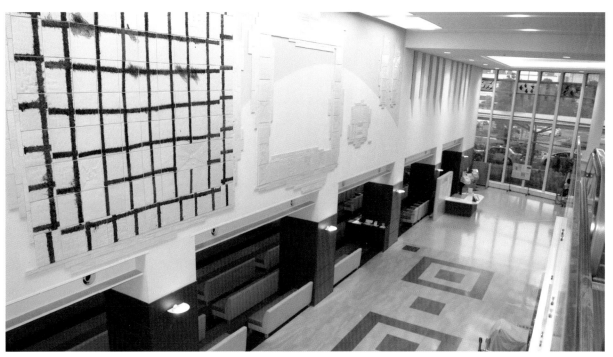

陶板画「The Prayer 空蝉」吉川正道氏

もくじ

パート1 チームで作る高度医療

パート2 地域を牽引する最新治療

＊本書掲載の情報は2021年3月現在のものです。

チームで作る高度医療

みんなでつなぐ脳卒中医療
～歩いて家にかえろう～

● 超急性期脳梗塞治療の進歩

　脳卒中とは、脳の血管が詰まったり破れたりして脳が障害を受け、体の機能や言葉の機能が失われたりする病気です。脳卒中は脳梗塞・脳出血・くも膜下出血に分類されますが、なかでも脳梗塞に対する超急性期治療は目覚ましい進歩を遂げています。

　発症4.5時間以内の脳梗塞に有効性が認められている血栓溶解療法（t-PA静注療法）や、カテーテルを用いて血栓を回収する脳血管内治療を行うことで、従来なら重い後遺症で寝たきりになるような患者さんが歩いて退院できる時代になってきています。このような治療の恩恵を得るためには、脳卒中を疑う症状が現れたときには、一刻も早く救急車を呼び受診する必要があります。

　当院は、日本脳卒中学会から一次脳卒中センターに認定されており、24時間365日いつでも脳卒中患者さんを受け入れ、t-PA静注療法や血管内治療を含む超急性期診療を行っています。急性期のリハビリや脳卒中再発予防の指導にも力を入れ、脳卒中診療チームによる超急性期から在宅まで、継ぎ目のない脳卒中医療を提供しています。

＊1　超急性期：厳密な定義はないが、発症後4.5時間以内
＊2　急性期：発症4.5時間から2週間程度

● 脳卒中患者さんの生活再構築をめざして

　脳卒中は再発しやすい病気の1つで、再発を繰り返すごとに後遺症が残り、介護が必要な状態や寝たきりの状態になる可能性が高くなります。再発予防には、生活習慣の改善や治療を続けることが大切です。

　そこで私たちは、入院した患者さんが再び脳卒中にならないために、再発予防指導に力を入れています。また、指導とともに、「おかしいな」と思ったときに行う簡易検査のFAST（図-右）を説明し、早期発見・早期受診ができるようにしています。入院患者さんへのFASTの説明だけでなく、一般の方々への脳卒中の啓発活動も行っています。

　看護師は、超急性期の治療後から安全に早期離床ができるように、看護の実践について医師やリハビリスタッフと定期的に学習会や演習を行い、自己研さんに努めています。

　さらに、医師・看護師・リハビリスタッフ・医療ソーシャルワーカー（MSW）の多職種が集まって、定期的に情報交換と話し合いを行い、治療や術後ケア、リハビリ、退院調整を進めています。

● 脳卒中の早期リハビリテーション

　脳卒中の発症後に必要なことは、「不動・廃用症候群（発症前のように体を使えないことから、筋力低下、関節拘縮、骨粗しょう症、持久力低下、肺うっ血など多岐にわたる病態を引き起こす）を予防し、早期の日常生活動作（ADL）向上と社会復帰を図るために、十分なリスク管理のもとにできるだけ発症後早期から積極的なリハビリを行うこと」[1]です。

　当院でも、発症後の早期に医師からリハビリ訓練が処方され、理学療法士（PT）、作業療法士（OT）、言語聴覚士（ST）に指示されます。PTは、主に身体機能の評価から立位、歩行など移動能力の練習を中心に行います。OTは、食事や着替えなどの実践的な動作の練習を行い、退院に向けた環境設定や住宅改修の相談に応じます。STは、嚥下（飲み込み）機能の評価

超急性期脳梗塞治療フローチャート

FAST

F Face　A Arm　S Speech　T Time

脳卒中発症疑い
↓
病院到着
↓
画像診断 CT・MR
↓
脳梗塞　｜　脳出血 くも膜下出血　｜　その他疾患

脳梗塞
↓
主幹動脈閉塞あり　｜　主幹動脈閉塞なし

主幹動脈閉塞あり
↓
発症から4.5時間以内　｜　発症から4.5〜8時間まで

発症から4.5時間以内 → 血栓溶解療法（t-PA静注療法）+EVT
発症から4.5〜8時間まで → 血管内治療（EVT）

主幹動脈閉塞なし → 保存的治療（t-PA静注療法を含む抗血栓療法）

t-PA 投与用量：0.6mg/kg

注射用t-PA製剤　注射用t-PA製剤

（提供：日本メドトロニック）

図　超急性期脳梗塞治療フローチャート

から食事形態を検討し、コミュニケーション機能の障害に対して症状に合わせた訓練を中心に行います。

また、看護師と情報共有し、入院生活の実際の場面で具体的にできる動作を増やし、活動量を増やしていきます。

退院や施設入所まで手厚くサポート

医療ソーシャルワーカー（MSW）は、患者さんと家族に対して、転院調整や在宅退院調整などでかかわることが多くあります。

転院調整を行う際に、多くの病院で脳卒中地域医療連携パス（以下、連携パス）を取り入れています。

連携パスの活用により、中部ろうさい病院から回復期リハビリテーション病院を経て、退院や施設入所に至るまでリハビリ経過の情報共有が可能になり、患者さんへの切れ目のない治療やリハビリの提供につながります。

当院では年に一度、連携している病院を訪問し、過去の相談ケースの検討や各病院の受け入れ体制などを確認しています。MSWは、今後の療養生活を見据えながら、患者さんそれぞれに合ったリハビリ環境に向けてサポートしています。

【参考文献】
1）脳卒中治療ガイドライン2015・日本脳卒中学会脳卒中ガイドライン委員会・株式会社協和企画・2015

執筆者

神経内科
第二神経内科部長
梅村 敏隆

6W 病棟
脳卒中リハビリテーション
看護認定看護師
高谷 貴子

中央リハビリテーション部
理学療法士
杉山 統哉

医事課
医療ソーシャルワーカー
田中 裕士

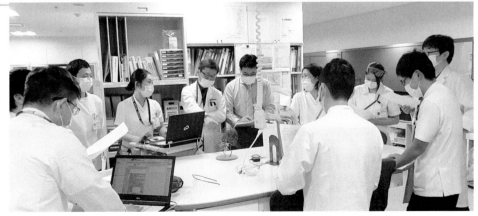

写真　脳卒中リハビリカンファランス

11

認知症でも安心して
入院生活
～認知症ケアチーム～

● 超高齢社会で身近になった認知症

認知症は年齢とともに増え、80歳で5人に1人、90歳では2人に1人とされています。超高齢社会を迎え認知症は高血圧や糖尿病と同様に身近な病気となり、家族・友人や近所の人など、誰もが身近に接することが多くなった病気といえます。

認知症の代表疾患はアルツハイマー型認知症で、物忘れで発症して、年単位でゆっくり進行していきます。そのほか、脳梗塞を繰り返したことで起きる血管性認知症や、幻覚・うつ症状・動作緩慢が出るレビー小体型認知症などがあります。

● 認知症のある患者さんの
　入院生活や治療上の難しさについて

認知症の人も、肺炎や心不全などの体の病気や、転倒による骨折などで入院治療が必要になることがしばしばあります。救急患者を受け入れる急性期*の病院では、従来から「認知症のために治療がはかどらない」「入院をきっかけに認知症が悪化した」ということが大きな問題でした。

病院に搬送された認知症のある患者さんの体験としては、「目が覚めたら知らない場所にいて、白い服を着た人たちが慌ただしく動いている。その中の1人が早口で話し、袖をあげて注射をしようとする。怖くなり抵抗したところ、白い服を着た人がたくさんきて強く体を押さえつけて注射をされた」となるでしょう。

急性期病院に入院した認知症のある患者さんは、入院したことを受け入れていない状況で、全く知ら

ない環境におかれます。痛みや熱などの体の苦痛と治療・検査による苦痛がある中で、「次に何をされるのだろう」「どうしてここにいるのだろう」など、不安・恐怖・混乱の中で入院生活を送っています。認知症のある患者さんにとって、入院はこれまでの生活環境や生活リズムを一気に変化させてしまい、心も体も大きなストレスになります。

このような背景と体の不調から精神の混乱をきたし、落ち着きがなくなり、夜は眠れず、興奮して怒りっぽくなり、妄想や幻覚などの精神症状が出やすくなり、本来の病気の治療に支障をきたし、看護の負担も大きくなります。

＊急性期：病気・けがを発症後、2週間程度

● 認知症ケアチームの取り組み

認知症ケアチームは、認知症があっても安心して安全に体の治療が行え、精神的にも穏やかに入院生活が送れるように、そして、住み慣れた地域へスムーズに戻れるように、いろいろな職種がそれぞれの専門性を生かして、共通の目的に向かって結束して対応するために発足しました。

チームメンバーは、神経内科医師、認知症看護認定看護師、薬剤師、医療ソーシャルワーカー、作業療法士で構成されています。

医師は、認知症の原因となる病気や、現在の体の状態を医学的に総合的に評価し、治療やケアで悪影響となる要因などを見つけ、薬物療法を含む適切な対応を検討します。認知症看護認定看護師は、体の状態以外にも精神心理面や入院生活面での評価を病棟看護師と連携して行い、適切なケアを助言します。

薬剤師は、投与している薬の内容を調べて悪影響

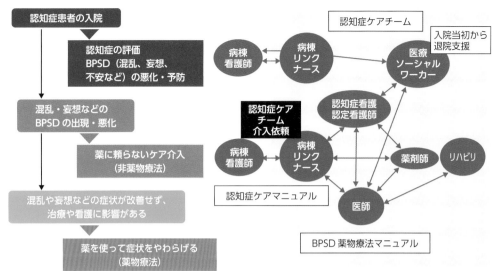

図　認知症ケアチームの運用図

病気の進行に伴い認知機能が低下したことによるもの忘れや日付・場所が分からなくなる「認知機能障害（中核症状）」に加え、環境や周囲の人々とのかかわりの中で、感情的な反応や行動上の反応が症状として発現する「行動・心理症状（BPSD）」があります。具体的には暴力・暴言、徘徊、抑うつ、不安、幻覚、妄想、睡眠障害などがBPSDになります。BPSDは、不適切なケアや体の不調・不快、ストレスや不安などの心理状態が原因となって現れます。

となる薬剤はないか、腎臓や肝臓の機能も考慮して、薬の投与量は適切かなどを細かくチェックします。また、必要時に使うべき睡眠薬や鎮静剤などについても医師とともに検討します。医療ソーシャルワーカーは、治療後のスムーズな退院（自宅や施設）に向けて調整を図ります。作業療法士は、入院に伴い心身機能が低下しないように適切なリハビリ指導を行います。

　また、それぞれの職種のメンバーは対象となる患者さんの情報をあらかじめ集めて、週1回チームで全病棟を回り、患者さんを診察し、病棟看護師・病棟薬剤師と情報交換をしながら、患者さんのケアについて助言をしています（図、写真1）。

● 認知症でも安心してできる入院生活

　以前は、暴れて治療に妨げがあるため体を紐のようなものでしばったり（抑制や拘束と呼ばれる）、鎮静剤を使って落ち着かせたりという対応が中心でした。

　しかし、チームが発足してからは、なぜ暴れているのか、痛み・体の不調や心理的ストレスなど混乱

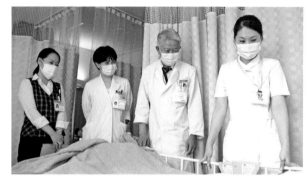

写真1　認知症ケアチームの回診風景

の要因はないか、一人ひとりの患者さんについて細かく考えて対応するようになりました。その結果、暴れる患者さんは減り、患者さんが笑顔で穏やかに過ごせる日が増えました。当院では、院内デイケアも開催しており、毎日楽しい歌声と笑い声が聞こえています（写真2）。

　私たち認知症ケアチームは、常に切磋琢磨し、チームの活動を通じて院内全体での認知症への対応力の向上を図り、今後ますます増加する認知症のある患者さんとその家族を支えていきます。

スタッフ

神経内科部長 **亀山 隆**	薬剤師 **旭 将来**
認知症看護認定看護師 **滝沢 なぎさ**	医療ソーシャルワーカー **山口 幸子**
薬剤師 **渡久川 敦子**	作業療法士

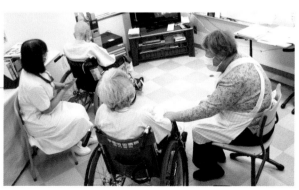

写真2　院内デイケアの様子

当院の糖尿病診療 6つの特徴大公開!

● 糖尿病サポートチーム（DST）とは

糖尿病サポートチームのスタッフは、高い専門性を持っていることが特徴です。

糖尿病専門医、日本看護協会認定看護師（糖尿病看護・透析看護の専門資格）、管理栄養士、薬剤師、理学療法士、事務職員などで、ほとんどが日本糖尿病療養指導士の資格を取得しています。糖尿病の知識と技術、経験を持ったスタッフが、それぞれの高い専門性を生かして患者さんをサポートしています。

● 糖尿病教室で患者さんをサポート

糖尿病教育入院では、糖尿病サポートチームが一丸となって作った分かりやすいオリジナルテキストを用いて、糖尿病教室を開いています。

月〜金曜の週5日を1クールとして、医師・看護師・薬剤師・栄養士が、「糖尿病とは」「急性合併症」「足のケア」「シックディ*対策」「生活指導」「運動療法」「薬物指導」「栄養指導」を行っています。

＊シックディ：風邪や下痢、発熱、腹痛など糖尿病以外の病気になったとき

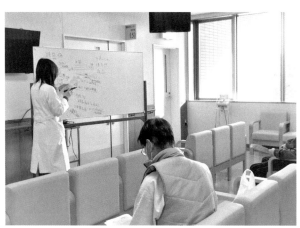

写真1　糖尿病教室

● 地域の皆さんに情報を発信

当院は毎年11月14日の世界糖尿病デーに合わせて、近隣の大型ショッピングモールで糖尿病啓発活動を行っています。事務職員が中心となってショッピングモールと連携し、血糖測定を含むさまざまなブースを設け、地域の皆さんに向けて糖尿病の予防、早期発見・早期治療の大切さを発信しています。

● カンバセーションマップを活用

国際糖尿病連合と日本糖尿病協会が推奨する糖尿病の新しい学習教材です。

糖尿病に関するさまざまなことが描かれた1枚の地図のような絵（マップ）を見ながら、数名の患者さんで話し合い、お互いに学び合うことができます。認定を受けた進行役のスタッフが、患者さん同士の糖尿病の学びをサポートします。

● 超低カロリー食ダイエット

低カロリーながら、必要な栄養素を含んだ粉末を水に溶いたものを、食事の代わりとする食事療法で、1日3食のうち、1〜2食を置き換えます。

肥満の患者さんの減量に用いられ、日本肥満学会から推奨されています。当院は、日本肥満学会認定肥満症専門病院です。

● フラッシュグルコースモニタリングシステム

500円玉大のセンサーを二の腕に着けると15分お

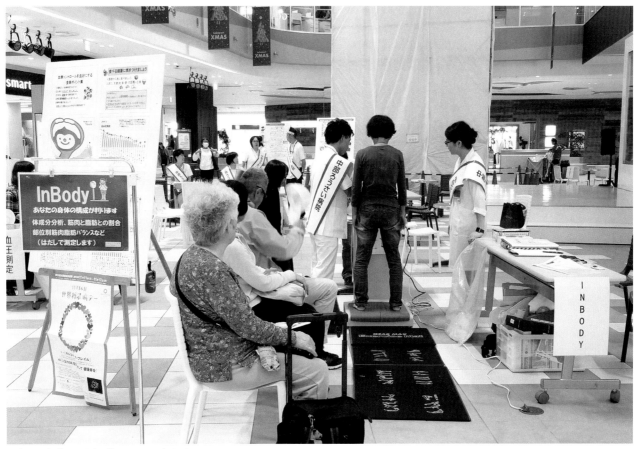
写真2　大型ショッピングモールでのイベント

きの血糖値が記録され、患者さんの1日の血糖値変化が一目で分かり、より有効な治療法を選択することが可能です。最大、14日間装着できます。

写真3　フラッシュグルコースモニタリングシステム
（画像提供：Abbott Japan LLC）

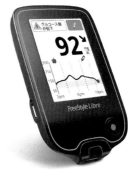

スタッフ

糖尿病・内分泌内科
部長　中島 英太郎

糖尿病・内分泌内科
部長　今峰 ルイ

糖尿病・内分泌内科
医師　田中 佑資

病棟看護師
師長　稲垣 良子

病棟看護師
師長　徳永 三穂子

病棟看護師
糖尿病看護認定看護師
則武 佳江

病棟看護師
透析看護認定看護師
吉松 典里子

外来看護師
中西 真由美

栄養管理部
室長　関口 まゆみ

栄養管理部
森山 大介

臨床検査部
志茂 謙江

薬剤部
兼子 詩布

中央リハビリテーション部
近藤 健司

医事課
中津川 大介

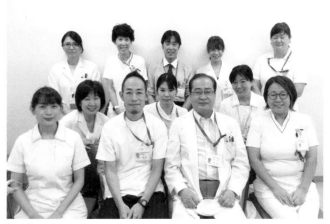
糖尿病サポートチーム

地域と専門科をつなぐ 総合内科

総合内科のさまざまな役割

当院は、総合病院として地域に根ざした医療を行っています。そのなかで総合内科は、専門の○○科という細分化された観念にとらわれることなく、内科系疾患を中心に幅広く診療しています。

「熱が出た」「体がだるい」「体重が減ってくる」「ふらふらする」「何となく調子が悪い」など、何科を受診したらいいのか分からないことがよくあると思います。また、近隣病院の先生方から「何科に紹介したらいいか分からない症状があり困っている」という相談などもあります。

診療科を特定せずに、受診できる窓口が総合内科です。健康診断で異常を指摘された際、相談窓口としても受診できます。原因が判明し、ほかの専門診療科に紹介することもあれば、肺炎や尿路感染症、不明熱など、内科全般に関係する疾患は、総合内科として診療を継続していくこともあります。

外来ブースは、昨今の感染症を含め、さまざまな疾患に対応できるよう、また安心して受診してもらえるように、陰圧診察室を含む4つの診察室、複数のベッドと広いスペースを設けています（写真1）。

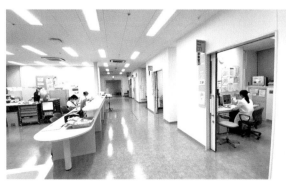

写真1　内科総合外来（総合内科外来）

さらに超高齢社会の中で、在宅療養や生活環境の調整が必要な場面も増加しており、そういったことにも対応しています。

専門の診療科や地域と緊密に連携

当院の内科系診療部門には、呼吸器内科、循環器内科、消化器内科、神経内科、腎臓内科、糖尿病・内分泌内科、リウマチ・膠原病科、心療内科があり、それぞれに専門性の高い診療を行っています。

当科は、内科各科の指導医と若手総合内科医師がペアとなって診療しています。そうすることで、指導医の経験と若手医師の情熱が調和した医療を提供し、専門診療科とも連携を取りやすくなっています。定期的に総合内科として検討会を開催し、難しい症例について話し合いを行っています（写真2）。

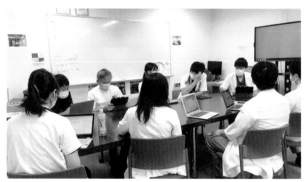

写真2　カンファランスの様子

このような体制をつくることによって、患者さんの抱えている問題のうち、総合内科で解決できる問題以外は専門診療科に依頼し、患者さん個々のニーズに合わせた医療を実践しています。

もちろん、内科系診療科にとどまらず院内すべての診療科や、場合によっては他病院や医院とも連携し

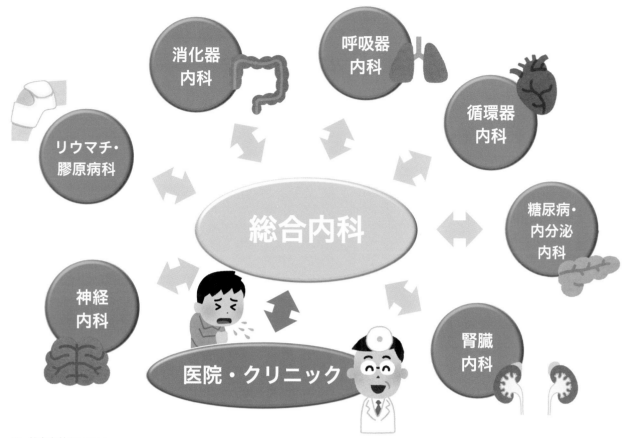

図　総合内科のシステム

て患者さんの病気の解決に取り組んでいます。また、病状が安定した際には近隣のかかりつけ医の先生方にしっかり引き継ぎ、それぞれの患者さんに地域の中で最適な医療を提供できるよう努めています(図)。

これからの総合診療

　私たちは、身体面だけでなく、心理面や社会面にも配慮したプライマリ・ケアを目標としています。

　患者さんの中には、病院受診のきっかけとなった症状以外にもさまざまな症状や疾病を抱えていたり、精神面の不安や不調を自覚している方も多いのではないかと思います。それらを総合的に解決するお手伝いができるよう、時には内科の範疇（はんちゅう）を超えて、精神心理面や社会背景を含めた、全人的な診療を心がけることをめざしています。

　私たち総合内科は、専門的な診療を行う各科と連携しつつ、患者さん一人ひとりの問題を解決して症状や不安を和らげ、健康的でより良い生活を送ってもらえるように力を尽くしています。

スタッフ

総合内科
副院長・部長
丸井 伸行

総合内科
副部長　**渡邉 剛史**

総合内科
チーフレジデント
永瀬 芙美香

総合内科
チーフレジデント
武田 慎一朗

総合内科
内科専攻医

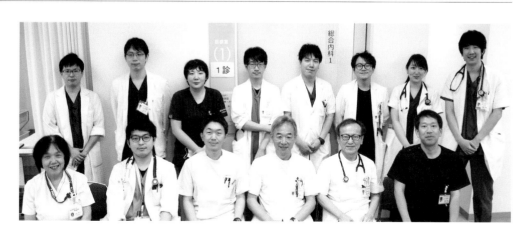

関節リウマチはもう、こわくない！
～関節エコーで最速診断し、寛解へつなげる～

● 関節リウマチとは

　関節リウマチは、関節に存在する滑膜(かつまく)に炎症が起こり、病気が進行すると関節が破壊されて変形を生じ、日常生活に支障をきたす原因不明の病気です。

　成人では約100人に１人が関節リウマチを発症しますので、まれな疾患ではありません。男性より女性の方が多いことが知られていますが、男性でも生じます。

　典型的な症状は、数週間～数か月の間に手指、足趾(そくし)(足の指)、手首などの関節の痛みと腫れ(は)が徐々に起こることです。関節に熱感が伴うこともあり、手足だけでなく、肩・肘(ひじ)・膝(ひざ)の関節にも生じることがあります。

● 進歩した関節リウマチの治療

　ここ20年間で治療薬が進歩したことで、「関節が壊れない治療」を提供できる時代になってきており、生物学的製剤やJAK阻害薬という最新薬を使用すれば、多くの患者さんが「寛解(かんかい)*1」をめざすことができます。

　このような時代に大事なことは、関節が壊れる前に早期診断・早期治療を行うことです。血液検査では異常がなく、手首や手指などの典型的な場所に症状が現れない関節リウマチ患者さんもいます。診断しづらく、見逃されやすい関節リウマチ患者さんを早期に診断する有効な手段として「関節エコー」があります。

＊1 寛解：病気の症状がほぼ消失し、コントロールされた状態

● リウマチ科医にとっての聴診器「関節エコー」

　リウマチ膠原病(こうげんびょう)診療医は、関節痛で受診する患者さんに対して、触診・血液検査・X線写真などで関節リウマチかどうかを判断してきました。しかし、それらで異常がなくても実際には関節に炎症があるため、徐々に関節痛と関節変形が悪化してからようやく、関節リウマチと診断される患者さんもいました。

　このことにより、X線写真や触診では関節に炎症があるかどうか、正しく認識できない場合があることが示唆されます。当科では、病気の経過や患者さんの訴えを聞き、診察時に関節エコーを用いて関節の炎症の有無を判断し、関節リウマチなどの関節炎を生じる疾患であるかどうかを判断します(図１)。

　内科医にとって聴診器が重要であるように、リウマチ膠原病診療医にとっての聴診器は「関節エコー」です。関節エコーを用いて関節炎の有無を評価することで、関節炎の早期診断・早期治療が可能になります。

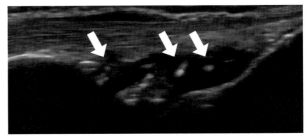

図1　関節エコーにおける関節滑膜炎

● 関節エコーで最適な診療を心がける

　当科は、以下の３つのポイントに代表する「関節エコーを用いたリウマチ治療戦略」で、リウマチ患

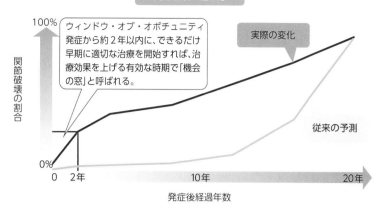

図2　関節リウマチの window of opportunity

者さんそれぞれに最適な治療を提供することを心がけています。

① 早期診断・鑑別診断

　関節リウマチには「ウィンドウ オブ オポチュニティ」と呼ばれる期間が存在します（図2）。発症から約2年間を指し、その期間に関節の破壊が約50%進行します。関節エコーを用いることで早期診断を行い、関節が破壊される前に治療を開始可能です。

　また、関節エコーを用いることで、関節リウマチと鑑別すべき疾患の結晶性関節炎・脊椎関節炎・乾癬性関節炎などを疑うことができる場合もあります。

*2 鑑別：よく調べて、種類や性質、真偽、良否などを見分けること

② 真の「寛解」の判断

　関節リウマチ診療における治療目標である「寛解」には複数の指標があります。寛解の指標を達成していても、関節の破壊が進行する患者さんが存在することも分かっています。そういった患者さんを関節エコーで評価すると関節炎が残存していることが多く、該当する患者さんは治療内容を強めることにより、関節の破壊を防止することができます。

③ 不必要な治療の回避

　関節リウマチの患者さんは、リウマチ以外の原因（整形外科的疾患など）で関節が痛くなることもあります。「関節リウマチの患者さんに起こる痛み＝リウマチによる痛み」ではありません。誤った判断で治療内容を強めてしまうと、薬剤の副作用を心配しないといけなくなりますし、痛みの原因を正しく治すことになりません。

　関節エコーを用いて関節の評価を行うことで、リウマチによる関節炎が経過中に生じた関節痛の原因であるかどうか、判断が可能になります。それにより不必要な治療を避け、適切な治療にとどめることができます。

スタッフ

リウマチ・膠原病科
副院長　藤田 芳郎

リウマチ・膠原病科
部長　滝澤 直歩

リウマチ・膠原病科
副部長　國領 和佳

リウマチ・膠原病科
副部長　渡邉 剛史

リウマチ・膠原病科
副部長　山本 真理

リウマチ・膠原病科
医師　猪飼 浩樹
（リウマチ学会認定ソノグラファー）

リウマチ・膠原病科
医師　岩崎 慶太

リウマチ・膠原病科
医師　野村 彰宏

リウマチ・膠原病科
医師　永瀬 芙美香

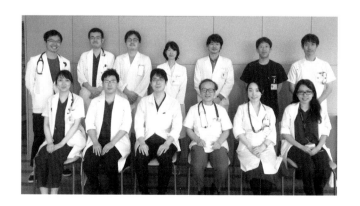

透析×手術
～安心して手術に臨める環境づくり～

● 透析患者さんが手術を受けるにあたって

近年、国内では長寿化・高齢化や腎臓病（じんぞうびょう）患者さんの増加に伴って、透析を受けながら生活している方が増えつつあります。2018年時点で、およそ34万人と報告されています。

透析患者さんは、脳梗塞や狭心症（のうこうそく　きょうしんしょう）・心筋梗塞（しんきんこうそく）といった血管の病気になりやすいといわれており、入院やカテーテルの手術を受けることがあります。そのほか、がんの検査や手術のための入院や、高齢の患者さんが多いために骨折や脊柱管狭窄症（せきちゅうかんきょうさくしょう）など、整形の病気で手術を受けることもあります。白内障などの眼科手術や、中には急に体の具合が悪くなって緊急手術になる方もいます。さらに理由はさまざまですが、病気やけがに伴い、時には入院や手術が必要になります。

透析患者さんにとって、入院先で安心して透析が受けられることは、とても重要なことだと考えています。

手術前後は体の状態が大きく変わることがあり、食事が中止になったり、点滴をしたり、食生活も平常とは異なります。元の状態や手術の種類にもよりますが、術前後にはカリウム・リンといった電解質の異常や、むくみ・血圧低下などの透析合併症が起きることもありますので、体の状況に応じて適切にドライウェイト（透析終了時の至適体重）[*1]や透析条件、薬の調整をしていく必要があります。

*1　至適体重：ある状態にとって極めて適した体重のこと。理想体重ともいい、透析患者や妊婦に対して使用される用語

● 当院の透析医療

当院は、1フロアの透析室に28床のベッドがあり、月水金・火木土シフトで、午前・午後の2クールずつ稼働しています。通院透析と入院透析の患者さんが同じフロアで透析を行います。

他院で透析している方は、かかりつけ医から透析条件・血液検査結果・薬の種類や量・シャントの状態などについて、必要な情報をもらった上で入院中の透析内容を設定します。退院する際には手術担当科だけでなく、腎臓内科からも透析に関しての情報提供をかかりつけ医に行うことで、退院後の透析がスムーズに行えるよう配慮しています。

手術のために入院する透析患者さんには、透析担当医として腎臓内科の医師が1人つきます。そのほか、曜日ごとに透析室の担当医師がおり、日々の回診や状態のチェック、不調があった際の対応などを行っています。

また、当院では腹膜透析も施行しており、腹膜透析患者さんの手術や入院中の透析も対応可能です。

● 周術期[*2]における透析医の役割

手術という普段と異なる環境において、できる限り普段と同じ体の状態を保つことが大切だと考えています。例えば、浮腫（ふしゅ）の程度や血圧、貧血やそのほか、カリウム・リンといった血中のミネラルの値が大きく変動するのは望ましくありません。手術や入院の前後では状態によって、むくみが出たり貧血が進んだり、血圧が上下することがたびたび起こります。それに合わせて透析のやり方や、透析後の薬を

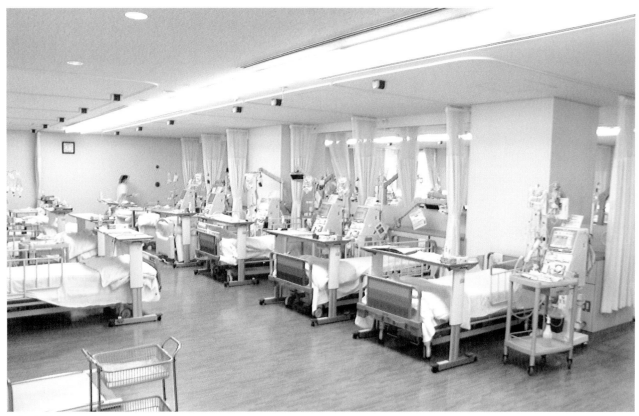

写真　透析室

変更することがあります。

　また、禁食中の点滴はある程度カリウムを入れないと、逆にカリウムが下がり、不整脈などの危険な状態になることがあります。さらに、点滴の量が多すぎると透析での除水（自分の尿のかわりに、体にたまった水分・塩分を透析中に取り除くこと）に苦労することもあります。そういった観点から、点滴の量や種類も主治医の先生と相談し、調整することが重要です。

　術前透析では、可能な限りドライウェイトを目標に不要な体液を取り除き、カリウムなど電解質のバランスを整えておくことが大切です。

　術後透析では、血液をサラサラにする薬を出血を起こしにくいものに変更したり、貧血があれば透析時の貧血の薬や鉄剤を適宜調整します。手術前後に食事が禁止されていたり、術後に食が進まないと、体重が減ったりカリウムが不足することもありますので、ドライウェイトや薬の調整で対応をします。

　また、入院中に使用する薬剤について適切な種類・量かどうか、薬剤部からもチェックが入ります。

　手術を行う診療科は医療を行う「主役」ですが、透析医は「名脇役」であることをめざして、手術を受ける患者さんを支えていきます。

＊2　周術期：入院、麻酔、手術、回復といった、患者の術中だけでなく前後の期間を含めた一連の期間

執筆者

腎臓内科
副部長　村井 由香里

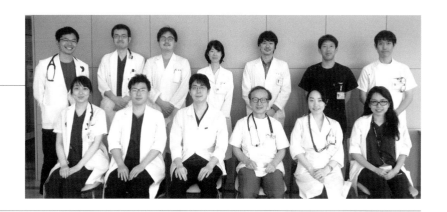

ハイリスク患者さんも 安心して受けられる手術治療

● 麻酔は怖い？ 手術になくてはならない麻酔の役割

麻酔という言葉を聞いて、恐怖心や嫌悪感を抱かれる方もいると思いますが、手術を安全に行うためには、麻酔が重要な役割を担っていることを理解してもらいたいと思います。

例えば、体に傷をつけられると痛みを感じます。その際、体はその場から逃げたり、闘ったりするために必要な内部の環境を整えようと反応します。多くの手術は大きな痛みを伴いますが、手術中は逃げることも闘うこともできないため、身を守る反応が無駄になるばかりか、反応自体が体の重荷になってしまいます。身を守る反応をうまく調整し、手術というストレスから体を守ろうとすることが、麻酔の本質といえます。

麻酔は、意識を低下させて痛みを感じにくくしますが、多くの場合は呼吸さえ抑制してしまいます。麻酔中は安全性を担保するため、さまざまなモニターを使用し、患者さんの全身管理を行っています。今日、麻酔は手術による体への負担を防御するために不可欠であると同時に、安全な医療行為であると考えられています。

当科は手術室での麻酔業務と集中治療室（ICU）での患者さんの治療を主に担当し、手術前後の安全な管理を行うことを目標としています。手術という人生にとって大きな出来事が、「思いのほか楽だった」と患者さんに思ってもらえるように日々努力しています。

● 手術の流れについて

現在、当院では手術の前日に麻酔科医が術前診察を行い、血液検査・心電図・胸部X線写真・肺活量などの検査結果を確認し、問診で既往歴や薬剤使用歴などを聞きます。患者さんの体の状態を把握し、実施する麻酔の方法、麻酔の危険性、手術後の合併症や痛みを抑える方法について、「麻酔の説明・同意書」に沿ってお話しします。

手術室では、麻酔科医は麻酔をかけることから麻酔を覚ますまでを担当します。まず、輸液や薬剤注入のために点滴を体に取りつけます。全身麻酔の場合は、麻酔薬で意識がなくなったことを確認し、酸素の通り道（気道）にチューブを挿入します（気管挿管）。手術が安全に行えるよう、患者さんの全身状態を維持することを最大の目的とし、各種モニターの表示を逐一チェックしています。

麻酔科医が手術中の患者さんの全身状態を適切にコントロールすることで、手術する外科医や手術室看護師たちも安心してそれぞれの仕事に集中し、役割を全うすることができるといえます。

手術が終了すると、麻酔薬の投与を中止します。患者さんの意識が戻るまでの時間は、手術内容・手術時間・術前状態などによって異なりますが、多くは10分程度です。患者さんの意識が戻り、呼吸状態が安定していることが確認でき次第、口からチューブを抜きます（抜管）。その後、血液循環や呼吸状態を中心に全身状態に問題がないことを確認して、病室に移動となります。

● ハイリスク患者さんの管理について

　手術を受ける患者さんは、さまざまな病気や問題点を合併していることがあります。生活習慣病（高血圧や糖尿病など）、中枢神経疾患（脳梗塞・脳出血など）、循環器疾患（心筋梗塞・狭心症・弁膜症など）、呼吸器疾患（喘息や慢性閉塞性肺疾患〈COPD〉など）、高齢、喫煙、高度肥満など、注意すべき術前合併症（問題点）は多種多様です。

　また、術前の検査で新たに病気が見つかる場合もあります。そのような術前合併症が原因で、手術が悪い結果とならないよう医療者は細心の注意を払っています。

　重大な術前合併症のあるハイリスク患者さんが手術を受ける場合は、特に慎重に対応しています。主治医だけでは重篤な術前合併症に対応しきれないこともあるため、麻酔科医が各診療科に連絡して主治医との橋渡しを行い、必要があれば薬物治療などを依頼します。その結果、合併症の改善が期待できる場合は、少しでも良い状態で手術を受けてもらうために手術の延期を提案することもあります。

　手術前の準備はもちろんですが、ハイリスク患者さんの場合は手術後の対応も非常に重要となります。高度な術後管理を必要とする場合は、積極的に集中治療室（ICU）に入室してもらいます。

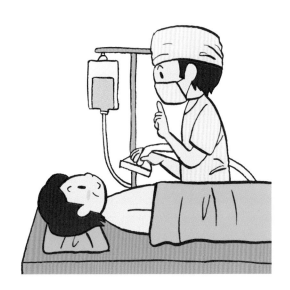

　当院の特徴として、麻酔科医が集中治療室（ICU）管理に携わっていることが挙げられます。患者さんの術前の状態と手術中の状況を把握している麻酔科が手術後の患者管理にかかわることで、一貫した手術前後の管理が可能である点は、当院の誇れる治療戦略といえます。

　また、術後合併症に関しても麻酔科が各診療科との仲介役に徹することにより、全科が協力した集学的治療が可能となっています。

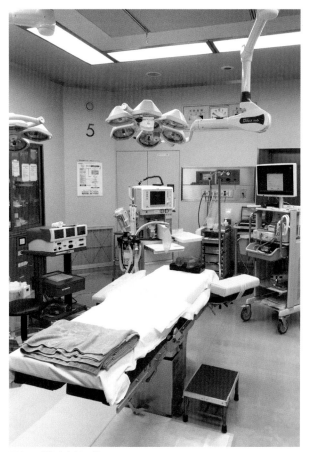

写真　手術室内部の様子

スタッフ

麻酔科	麻酔科
部長　開田 剛史	医師　川地 愛
麻酔科	麻酔科
副部長　町野 麻美	医師　東翔 一郎
麻酔科	麻酔科
副部長　森康 一郎	医師　杉山 友章
麻酔科	麻酔科
医師　白 晋	医師　渡邊 克典

血行再建を伴う
消化器手術

● 国内の死因の第1位は悪性新生物（がん）

　外科は、検査・診断・手術・抗がん剤治療（化学療法）・術後の定期診察・終末期医療・救急診療などを担っています。扱う臓器（食道・胃・十二指腸・小腸・大腸・肛門・肝臓・胆道・膵臓・脾臓・乳房・副腎等）や疾患（がん・良性疾患・外傷等）も多岐に及んでいます。

　がんの治療は、手術と薬による治療（抗がん剤、分子標的薬、免疫賦活薬、遺伝子治療等）および放射線を用いた治療を組み合わせて行います。薬による治療の進歩には目を見張るものがありますが、国内の2019年の死因の第1位は悪性新生物（がん、全死亡者に占める割合は27.3%）、第2位は心疾患（心筋梗塞等）、第3位は老衰、第4位は脳血管疾患（脳梗塞、脳出血、くも膜下出血）であり、まだまだがんは国内の死因の最上位のままです（図1）。全死亡者のおよそ3.7人に1人は悪性新生物（がん）で亡くなっています。年次推移をみると、この40年間ずっと悪性新生物（がん）が死因の第1位でした（図2）。

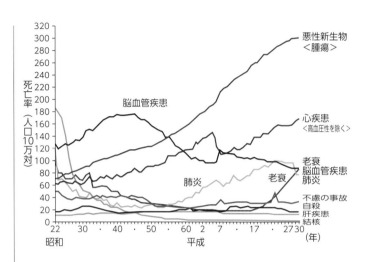

図2　主な死因別にみた死亡率（人口10万対）年次推移
（厚生労働省　令和元年（2019）人口動態統計月報年計（概数）の概況より）

　2010～2011年の5年生存率（がんと診断されてから5年後に生存が確認できた割合）は全がんで66.4%でした。特に膵臓がんでは9.8%、胆嚢がんでは29.3%と予後不良であり（図3）、完全に治すことは難しい状況です。

＊予後：今後の病状についての医学的な見通し

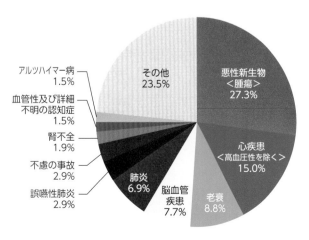

図1　主な死因（2019年）
（厚生労働省　令和元年（2019）人口動態統計月報年計（概数）の概況より）

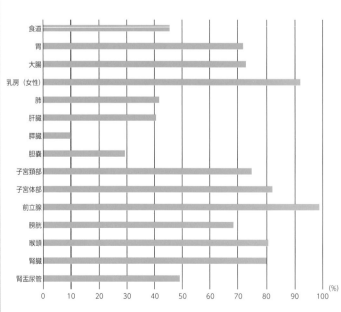

図3　2010～2011年の5年生存率

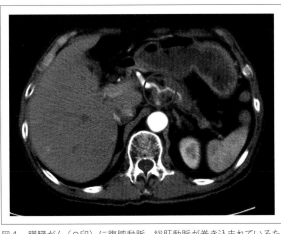
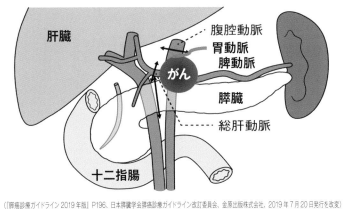

（『膵癌診療ガイドライン 2019年版』P196、日本膵臓学会膵癌診療ガイドライン改訂委員会、金原出版株式会社、2019年7月20日発行を改変）

図4　膵臓がん（○印）に腹腔動脈、総肝動脈が巻き込まれているため、合併切除を行う

難治性がんに立ち向かう

当科で治療しているがんは、食道がん・胃がん・大腸がん・肝臓がん・胆道がん・膵がん・乳がんなどです。主に手術と薬による治療を行っています。まだまだ薬による治療で、がんを完全に治すことは難しく、手術でがん病巣をすべて切除することにより、完全に治すことが期待できます。

術前に検査を行い、がんの広がっている部位を把握し、手術方法を決めます。重要な血管ががんに巻き込まれているような場合でも、がんの広がっている部位をすべて切除することが重要なので、主要な血管であっても、がんと共に切除し、必要に応じて血管を再建します。

膵がんの症例を「図4」に示します。CT画像を見ると、膵臓にできたがんが腹腔動脈、総肝動脈、脾動脈を巻き込んでいます。この患者さんのがんを取り切るためには、膵臓の半分と腹腔動脈、総肝動脈、脾動脈を一緒に切除しなければいけません。腹腔動脈からは胃動脈（胃に血液を送る動脈）が分岐しています。腹腔動脈を切除した場合、胃に流れる血流を維持するために、胃動脈を再建する必要があります。この患者さんは、膵臓の半分と腹腔動脈、総肝動脈、脾動脈を一緒に切除し、病巣部を摘出しました。胃動脈は別の動脈と吻合（つなぐ）して血流を維持しました。

たとえ、体への傷害が大きな手術であっても、がんを完全に治すために、がんの広がる部位をすべて切除することをめざして手術を行います。危険性の高い手術でも、安全に遂行できるように、術前から栄養管理を行い、綿密な計画を立てて実行します。患者さんが安心して治療を受けられるように、医療スタッフとチームを組んで診療していきたいと考えています。

スタッフ

外科
第一外科部長・副院長
坂口 憲史

外科
第二外科部長
橋本 瑞生

外科
第三外科部長
水谷 哲之

外科
副部長　臼井 弘明

外科
医師　小林 智輝

外科
医師　金原 香織

外科
医師　西村 元伸

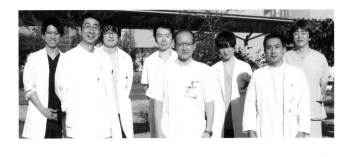

多職種チームががん治療の患者さんを支え続ける

（外科部長　橋本　瑞生）

がん治療は個別性の高い医療

がんの標準的な治療法はガイドラインに定められています。しかし、がん患者さんの背景や状況は一人ひとり異なり、体調・生活・希望などもさまざまで、これらを考慮して治療内容を決めていく必要があります。また、がん患者さんの治療期間は長くなるため、患者さんの治療への気持ちが続くように支えていく必要があります。がん治療は、実は個別性の高い医療であるといえます。

医師とともにさまざまな職種のスタッフが、それぞれの専門性を生かして診療に加わることで、よりきめ細やかな対応ができます。当院には、情熱を持って積極的にかかわっているスタッフたちが長期にわたって、がん治療を続ける患者さんを支えます。

当院での多職種のがん治療へのかかわり

がんの診断を告げられたとき、手術を受けることになったとき、医師から病状や手術内容の説明を受けてもすぐには受け入れられなかったり、内容を十分に理解することが難しい場合もあります。

当院では、認定看護師や外来看護師が患者さんの気持ちに寄り添いながら、分からないところを確認したり、より具体的な説明を追加したりしています。管理栄養士は手術前の患者さんの栄養状態を評価し、できるだけ良い状態になるよう支援し、手術をより安全に行えるように努めています。

がん化学療法は手術の補助療法として、また進行がんや再発がんに対して行われます。さまざまな副作用や日常生活への負担を調整しながら、長期間治療を続けていくことになります。外来看護師とがん専門薬剤師が協力して、患者さんごとに治療内容と副作用および生活状況を詳細に把握し記録しています。これをもとに医師へ状況を報告し、薬剤量を調整したり、副作用への対策を提案したりするなど、一人ひとりに合った治療を行います。また、患者さんの話を聞き、相談に乗り、一緒に悩んだりして患者さんを支え続けています。

がんの痛み、食べる量の低下、体力の低下などがある場合、薬剤師や麻酔科医は最大限痛みを取り除くよう支援し、管理栄養士は摂取したカロリーを把握して食べやすい食事を考えたり、リハビリテーション科医師や技士は関節の拘縮（固くなり動かしづらくなること）を予防したり、筋力の維持に努めます。退院支援チームは、全体を把握して退院後の在宅支援体制を計画します。

各職種からのメッセージ

外科外来：

私たち外来看護師は、手術や抗がん剤治療を必要とする患者さんに寄り添いたいと思っています。

「主治医の説明は理解できましたか？」「病気の相談ができる方はいらっしゃいますか？」。また、仕事について、職場環境、休暇がとりやすいか、費用の問題はないか、治療により生きがいが妨げられていないかなど、さまざまな日常生活の問題について聞き、一人ひとりの希望に添える治療ができるよう支援しています。患者さんの抱える悩み、問題によっては緩和ケア認定看護師、化学療法認定看護師、薬剤師、メディカルソーシャルワーカーなど、専門のスタッフへの橋渡しをしています。私たちに気軽に

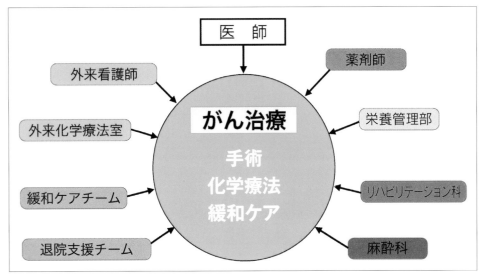

図　がん治療にかかわっているさまざまな職種

声をかけてください。

（外科外来看護師　岩井 とよ江）

外来化学療法室：

　外来化学療法室は、がん治療における抗がん剤の点滴や、関節リウマチ、炎症性腸疾患、皮膚疾患に対する生物学的製剤の治療を行う場所です。

　抗がん剤治療は外来で治療を行うことが一般的になってきました。そして、仕事とがん治療を両立させながら、治療している患者さんもたくさんいます。副作用があると日常生活に不安を感じます。患者さんの不安を和らげるよう、多職種チームがチームワークの良さでサポートしています。

（がん化学療法看護認定看護師　柴原 真由子）

薬剤部：

　薬剤師は、安全に薬物治療が行われるように、医師の治療内容を薬の面から確認し、腎機能に合わせた投与量の設定や薬剤の選択、適切な副作用対策などを医師に提案します。抗がん薬・医療用麻薬を中心に、患者さんが安心して治療を受けられるよう服薬指導を行い、副作用を評価し、医師・看護師・栄養士など多職種と連携してサポートをしています。また、保険薬局と連携して、副作用のモニタリングや症状を改善させるための薬の使い方のアドバイスも行っています。

　がん専門薬剤師や緩和ケア認定薬剤師は、専門的知識を生かし、より患者さんに適切な薬物治療が提供できるように努めています。

（日本医療薬学会がん専門薬剤師　山口 智江）

緩和ケア：

　がん患者さんは告知によって精神的なショックを受け、時間的制限のある中で重大な意思決定が求められます。がん関連の認定看護師は、病状説明に同席して患者さんが大切にしていきたいことを聞き、患者さんの意思を尊重した治療方針や療養場所が選ばれるように支援しています。また、少しでも体調良く治療が受けられ、日常生活を維持できるように、治療と並行して体や心のつらさに対する緩和ケアも行っています。

　緩和ケアチームは、患者さんがその人らしい生活ができるよう、主治医や看護師と協力してケアを提供しています。患者さんも家族にも、気軽に何でも相談してもらっています。私たちが話を聞くことで「気持ちが軽くなった」「自信が持てた」と言ってもらえます。

（がん性疼痛看護認定看護師　古山 しのぶ）

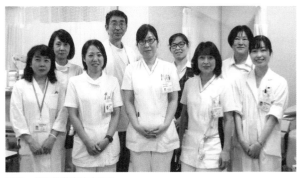

写真　外来化学療法室にて

肺がんに対する チームワーク医療

● 肺がんの治療について

① 種類:

肺がんは、非小細胞肺がんと小細胞がんの2つに大きく分類されます。さらに非小細胞肺がんは腺がん、扁平上皮がん、大細胞がんなどに分類されます（表1）。日本人では腺がんが最も多く、次が扁平上皮がんの順になっています。

② 病期（進行度）:

病期とは、がんの進行の程度を表し、肺がんでは進行順に12段階（0、IA1〜3、IB、IIA、IIB、IIIA、IIIB、IIIC、IVA、IVB期）に分類します（図1）。

③ 治療方針:

非小細胞肺がんでは、一般的に0期からIIIA期の一部までが手術治療の対象となります。それ以外の病期では手術ではなく、薬物療法（抗がん剤などによる薬の治療）や放射線療法を行います（表2）。

小細胞肺がんは短期間で進行しやすいがんという性質から、手術を行う患者さんは少なく、薬物療法や放射線療法が主体となっています（表3）。

なお、体力的に手術が難しいと考えられる場合や患者さんが手術を希望しない場合には、病期にかかわらず薬物療法や放射線療法を行います。

病　　期	治　　療
■ 0 - I A 期（腫瘍の大きさ 2cm 以下の場合）	手術
■ I A 期（腫瘍の大きさ 2 - 3cm の I A 期の場合）	手術 + 薬物療法（術後）
■ I B 期	手術 + 薬物療法（術後）
■ II 期	手術 + 薬物療法（術後）
■ IIIA 期（切除可能）	手術 + 薬物療法（術後） 術前治療（薬物療法 ± 放射線療法）+ 手術
■ IIIA 期（切除不能） IIIB 期 IIIC 期	薬物療法 + 放射線療法 または薬物療法 または放射線療法
■ IVA 期 IVB 期	薬物療法

表2　非小細胞肺がんの病気別の治療方針

①小細胞肺がんの病期分類（表2以外に下記の分類があります）
・限局型：がんが片側の肺に限局
　　　　　がんが反対側の縦隔、鎖骨上窩リンパ節までに限局
　　　　　悪性の胸水や心嚢水がない
・進展型：限局型を除く進行したがん
②小細胞肺がんの治療方針

病　　期	治　　療
■ 限局型	手術 + 薬物療法（術後） 薬物療法 + 放射線療法 薬物療法 → 予防的全脳照射※
■ 進展型	薬物療法

※患者さんの状態をみて、脳転移による再発を予防するため脳全体への放射線治療を行う場合があります

表3　小細胞肺がんの病気分類とその治療方針

● 肺がん治療にかかわる多職種チーム

肺がん治療にかかわる関係者といえば、どんな職種が思い浮かぶでしょうか。呼吸器内科医や呼吸器外科医をはじめとする医師を想像するかもしれませんが、ほかにもたくさんの医療者が治療にかかわっています。

例をあげますと、外来や病棟の看護師（がん化学療法やがん性疼痛、慢性呼吸器疾患などの専門看護師もいます）、呼吸にかかわる筋力の向上などを担

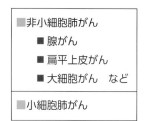

■非小細胞肺がん
■ 腺がん
■ 扁平上皮がん
■ 大細胞がん　など
■小細胞肺がん

表1　肺がんの種類（組織型）

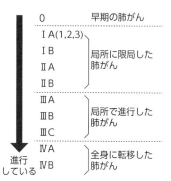

0	早期の肺がん
I A(1,2,3) I B II A II B	局所に限局した肺がん
IIIA IIIB IIIC	局所で進行した肺がん
IVA IVB	全身に転移した肺がん

進行している

図1　肺がんの進行度（病期）

うリハビリテーション技師、服用している薬や抗がん剤の調整などを行う薬剤師、栄養や食事の管理を通して患者さんの健康を守る管理栄養士、患者さんの社会復帰や転院先の調整などを行う医療ソーシャルワーカー（MSW）、などです。

● 肺がん治療の真骨頂 ～当院でのチームワーク医療～

肺がんのチームワーク医療といってもなかなかイメージがわかないと思いますので、具体例をあげて紹介します。

働き盛りの50歳男性で、会社での健康診断において胸部X線写真で異常を指摘された患者さんがいました。当院「呼吸器内科」を受診し、気管支鏡検査などの精密検査を受けました。検査の結果、手術可能な左肺下葉の肺腺がんと診断され（図2）、「呼吸器外科」での診療となりました。

手術前の外来診察では、「呼吸器外科医」や「外来看護師」などが手術に関する詳細な内容について説明を行うとともに、手術後の合併症を減らすため、「リハビリテーション技師」が外来にて術前リハビリテーションを実施し、呼吸にかかわる筋力の向上などを図りました。

入院後は、手術を担当する「呼吸器外科医」、麻酔を担当する「麻酔科医」、病棟を担当する「病棟看護師」、手術室を担当する「手術部看護師」、術後の早期回復を担う「リハビリテーション技師」など、さまざまな部署のスタッフが患者さんにかかわりました。

この患者さんの場合、手術後の病理検査にてリンパ節転移を伴う肺腺がんとの診断に至りましたので、術後の追加治療として点滴による抗がん剤治療

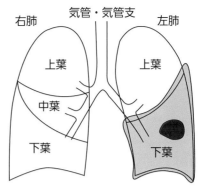

図2　肺腺がん具体例

を行いました（術後補助化学療法）。点滴による術後補助化学療法は、当院では「呼吸器内科医」が担当し、実際の抗がん剤の調整などは「薬剤師」が担当しました。

抗がん剤により、悪心・嘔吐や食欲不振などの副作用を認めることがありますので、専門看護師である「がん化学療法看護師」が副作用の予防や対策について援助を行いました。また、食事が思うようにできないことがありましたので、「管理栄養士」が介入しサポートしました。

患者さんの中にはがんの治療費の支出と同時に、子育てやそれに伴う教育費の捻出など経済的な問題を抱えている方もいます。今回の場合も、患者さんは50歳とまだ若く、働きながらの治療継続が希望でしたので、「医療ソーシャルワーカー（MSW）」が治療と仕事を両立させるための各種支援を行いました。

以上のように、当院の肺がん治療ではさまざまな部門のスタッフがかかわっています。そして、治療だけではなくさまざまな問題を解決するため、関係部署間では常に密な情報共有を行っています。これこそが、肺がん治療の真骨頂である当院が提供する「チームワーク医療」です。

スタッフ

呼吸器内科
副院長兼部長
松尾 正樹

呼吸器外科
部長　**中川 誠**

リハビリテーション科
部長　**田中 宏太佳**

・リハビリテーション技師

・看護師

・薬剤師

・管理栄養士

・医療ソーシャルワーカー

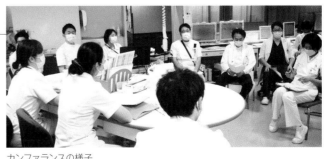

カンファランスの様子

安心して受けてもらえる
白内障手術をめざして

白内障とは

目の中には、カメラのレンズに相当する水晶体があります（図）。主に加齢が原因で水晶体が混濁し、透明ではなくなった状態を白内障といいます。白内障の症状は、見えにくい・まぶしい・二重に見える・眼鏡が合わなくなってくるなどです。

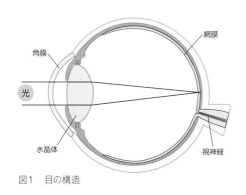

図1　目の構造

白内障の治療には点眼・手術などがあります。白内障の点眼は、進行をいくらか抑える効果がありますが、治すことはできません。白内障が進行した場合は手術が必要になります。

進行した白内障をそのままにしておくと、見えにくいだけではなく、急に眼圧が上がって目が見えなくなる緑内障発作の原因にもなります。

●白内障の種類

部位の種類として、水晶体の中心が固くなる核硬化、周辺が濁る皮質混濁、前の方が濁る前囊下混濁、後ろの方が濁る後囊下混濁などがあります。原因は加齢によるものが最も多いですが、ステロイド剤の長期使用や放射線治療、打撲によるものなどがあります。

●白内障の予防法

白内障を確実に予防する方法はありませんが、進

行をいくらか遅らせるとされる点眼薬があります。

●白内障を放置することで生じるトラブル

視力低下により運転免許の更新ができない、眼鏡が合わなくなって何回も作り直す、まれに緑内障発作の原因となる、などのトラブルが起きることがあります。

白内障手術について

白内障の手術は、基本的に点眼や局所注射などの麻酔をすることで、ほとんど痛みを感じません。

眼球に約３ｍｍの切開をして、中に細長い器械を入れて、白内障を超音波で砕いて吸い出します。その後、水晶体の代わりの働きをする人工レンズを入れます。手術はおおむね15分ほどで終了します（図２）。

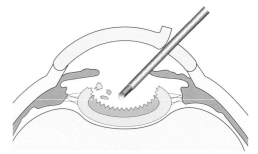

図2　白内障手術。超音波で水晶体を砕いて吸い出しています

健康保険が使える保険適用の人工レンズには、ピントが遠くで合うもの、または近くで合うものがあります。これらを用いると手術後に眼鏡を作ることが必要になります。また、保険適用でなく自費になりますが、多焦点眼内レンズというものがあり、遠くも近くも裸眼で生活することも可能です。ただし、当院では使用していません。

当院では、保険適用のレンズで「遠くから中間」、もしくは「中間から近く」まで、裸眼でよく見えるレ

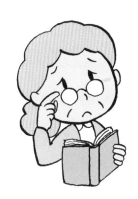
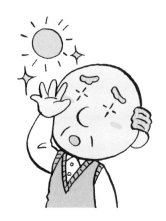

ンズを採用しています。

白内障手術の大多数は問題なく経過し、見えやすくなったと満足してもらえますが、なかには合併症が起きることがあります。合併症には、手術の傷口から細菌が入って生じる眼内炎や、人工レンズを固定するための水晶体嚢に傷がつく後嚢破損などがあり、手術後も注意して経過を見守る必要があります。

眼鏡は、手術後1か月程度して落ち着いた時期に作ることが多いです。

●白内障手術の合併症

細菌が手術の傷口から入ってきて眼内で増えることによる眼内炎、手術中に水晶体が奥の方に落ちてしまう核落下、手術後数年してから角膜が濁る水疱性角膜症、手術後数か月～数年で人工レンズの後ろの膜が濁る後発白内障などがあります。

●白内障手術の歴史

すでに紀元前のインドで白内障手術の記録があり、針で水晶体を突いて硝子体に落下させる方法が行われていました。その後、長らくこの方法がとられてきましたが、18世紀になると眼球を切開して、水晶体を摘出する方法が行われていました。20世紀半ばに眼内レンズを挿入する手術が始まり、徐々に手術機器や眼内レンズの技術が進歩して、2000年頃

には現在のように小さい傷口で手術できるようになりました。

印象派の巨匠クロード・モネは晩年に白内障を患い、その頃に描かれた絵は全体的に黄色や赤色に偏りがみられていますが、白内障手術を受けた後は反対に青白くなっています。これは、白内障が進むと水晶体が黄色く濁ることが影響したと考えられます。

●チームで取り組む治療

白内障手術は体への負担が少ない手術ですが、高齢で持病の多い方は注意が必要です。

糖尿病がある方は血糖値の管理が重要で、かかりつけ医と当院糖尿病内科医の間で情報を共有し、安全に手術を受けてもらえるよう努めています。

血液透析を受けている方は、かかりつけ医と連携して、手術前後の透析を当院で受けてもらうことも可能です。

糖尿病内科、腎臓内科のほかにもさまざまな科と連携して、持病のある方にも安心して手術が受けられる体制をとっています。手術中の安静が困難など、必要な場合には全身麻酔で手術を行います。

執筆者

眼科
部長　坂井　隆夫

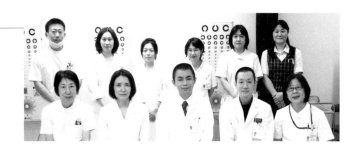

心臓病患者さんへの
心臓リハビリテーション
～退院後の生活をサポート～

● 心臓リハビリテーションとは

　心臓病の患者さんは入院後、一定期間の安静が必要ですが、その期間が長くなるほど筋力や持久力が低下します。

　心臓リハビリテーション（以下、リハビリ）とは、運動によって体力を回復することで自信を取り戻し、快適な家庭生活や社会生活に復帰するとともに、再発や再入院を予防するための総合的治療プログラムのことです。内容には、適切な運動の指導や食事の見直し、生活指導などがあります。

　心臓リハビリは開始から150日間は保険診療で行いますので、1週間に1～3回（1回60分）ほどの頻度（ひんど）で通院してもらいます。期間は3～6か月を基本としており、それぞれ決まった時期に体の評価を実施していきます。評価を行うことで、順調に経過しているかどうか把握することができます。

● 当院の心臓リハビリの特徴と効果

●特徴

　当院では、心筋梗塞・狭心症・心不全（しんきんこうそくきょうしんしょう）で入院・通院中の患者さんを対象に、心臓リハビリを行っています。

① 運動療法

　運動療法の基本は、歩行や自転車こぎなどの有酸素運動です。有酸素運動によって持久力（運動耐用能）が改善し、心臓病患者さんの長期予後*が良くなることが分かっています。一方、筋力トレーニングは、筋力が低下している患者さんが対象で、生活の質の改善をめざします（写真1、2）。

＊予後：今後の病状についての医学的な見通し

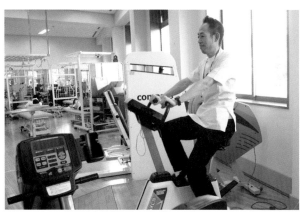

写真1　運動療法の様子（有酸素運動）

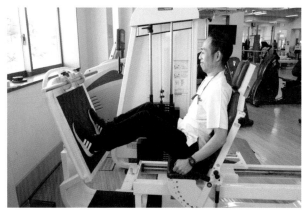

写真2　運動療法の様子（筋力トレーニング）

② 栄養指導

　食事の内容を見直します。特に、塩分の摂り過ぎは心臓疾患を悪化させる原因となるため、1日の塩分摂取量を測定し、1日6g以下を目標に指導を行います。また、体重減量のためのカロリー制限なども勧めています。食事内容の写真を見せてもらうと、より詳細なアドバイスが可能です。

③ 生活指導

　入浴時の指導や薬の飲み忘れ防止、禁煙のお手伝いなどを行っています。また、血圧・体重測定による体の状態の管理についてアドバイスし、受診が必要な状態の目安が分かるようにします。

●効果

心臓リハビリの効果については、これまで多数報告されています。主な効果には次の3つがあります。

① 身体機能の回復・運動能力の改善

運動療法（有酸素運動や抵抗運動による筋力増強訓練）で、心臓病によって衰えた持久力や筋力が回復します。

② 生活の質の改善

患者さんそれぞれが最適な運動内容の指導（運動処方）を受けることで、生活の質が改善します。

③ 心疾患の再発予防・再入院予防の効果

疾患教育や生活指導を受けることで、同じ病気が再発しないようにする予防法を学び、実践することができます。

例えば、心筋梗塞の患者さんは心臓リハビリを行うことにより、死亡率が26％低下し、再発のリスクが47％低下したと報告されています。また、心不全の患者さんも心臓リハビリを行うことで、心不全による再入院を39％減少させることが示されています（図）。

チームで取り組む心臓リハビリテーション

心臓疾患の原因となる危険因子は、高血圧や糖尿病などの疾患によるものから、喫煙や食生活、運動不足などの生活習慣によるものまで多岐にわたります。これらの改善には、多職種による介入が不可欠です。

当院では、医師や看護師、薬剤師、管理栄養士、理学療法士、検査技師などによる多職種チームを作っています。入院中から再発予防のため、職種ごとの明確な目標と介入方法を決定し、退院後も多職種で経過を観察し、カンファレンス（検討会）でそれらの情報を共有しています（写真3）。カンファレンスでは、患者さんごとにそれぞれの職種からの評価と介入について適時再検討を行い、再入院を防げるよう努めています。

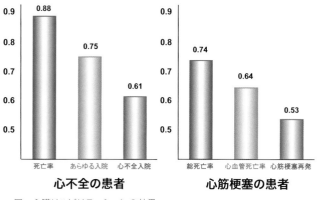

心リハを行っていない通常治療群を1.0とした場合

心不全の患者

心筋梗塞の患者

図　心臓リハビリテーションの効果
＊両論文をもとに作成（右図：Lawler PR.et al. Am Heart J 2011;162:571-584）
（左図：Sagar VA.et al. Open Heart 2015;2:e000163）

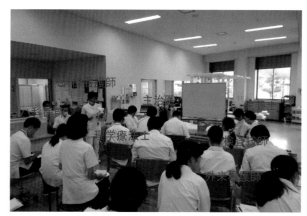

写真3　多職種カンファレンス

スタッフ

循環器内科
部長　原田 憲

循環器内科
副部長　原田 一宏

リハビリテーション科
部長　田中 宏太佳

中央リハビリテーション部
理学療法士　原田 康隆

栄養管理部
栄養士　岡本 恵子

栄養管理部
栄養士　森山 大介

看護部
心不全認定看護師
安藤 孝徳

看護部
外来看護師　森 麻子

薬剤部
薬剤師　永田 和宏

生理検査部
検査技師　小栗 裕子

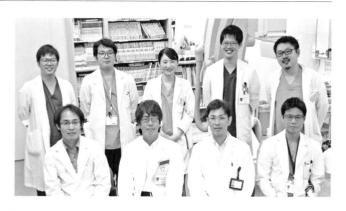

働く患者さんの治療と仕事の両立をサポートします
～両立支援サポートチーム～

● 治療と仕事の両立って何？

　昨今、少子高齢化社会が進み就労期間の延長に伴って、病気の治療を受けながら仕事を続けている患者さんが増えています。また、これまでは仕事をしながら治療を続けることが難しかったがんについても、外来化学療法などの新たな治療法の進歩により、仕事を辞めなくても治療を受けられるようになりました。

　このような状況の変化により、治療と仕事の両立での悩みを抱える患者さんが増えているため、当院では両立支援の専門部署（チーム）を立ち上げました。両立支援コーディネーターなどの専従のスタッフが病気による休職などからの職場復帰や、外来での治療と仕事の両立支援への取り組みを行っています。これは当院の設立理念である「勤労者に対する医療の提供」であり、国策の「働き方改革」の一環でもあります。

● 働く患者さんをサポート

　治療と仕事を両立する中で、患者さんはさまざまな不安や心配ごとに直面します。例えば、「入院が必要と言われたけど、まとまった休みを取れるだろうか」「仕事を休んだら生活費や医療費はどうしたらいいのか」「病気のことを上司や同僚など、誰にどこまで

両立支援サポートチームスタッフ

医師、看護師、薬剤師、管理栄養士、理学療法士、作業療法士、医療ソーシャルワーカー、心理士、医師事務補助、事務部門

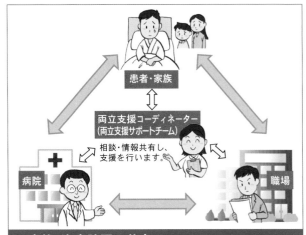

病状・治療計画の共有
職業情報の共有
職業環境の把握→就業上の配慮

図　治療と仕事の両立支援イメージ

話すべきか」「病気のことを話したら解雇されないだろうか」「復職しても今まで通り働けるだろうか」……。

　こうした相談に、両立支援コーディネーターを中心とした両立支援サポートチームで患者さんを支援しています。

〈対応している具体的な相談内容〉

・勤務先への病気の説明や相談の仕方および休暇の取り方の相談

・経済的相談（休職中の生活費や医療費の相談）

・勤務先と連携した治療中の働き方の提案と調整など

【相談窓口】　※相談は無料です
「よろず相談室」にお問い合わせください。

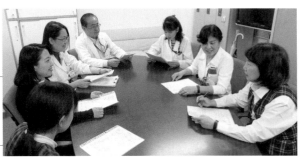

写真　両立支援サポートチーム

脊髄損傷の
リハビリテーション

● 脊髄損傷の原因と症状

脊髄とは背骨の中を通る神経の束です。これが傷つくと、手足が麻痺したり、呼吸や血圧の調整がうまくいかなくなったりします。

脊髄損傷の原因の多くは、交通事故や転落・転倒といった外傷によるものですが、腫瘍や血液の流れが悪くなる血行障害など、外傷以外で生じることもあります。

損傷が頸部ならば手足に、胸部以下であれば足に症状が出ます。また、脊髄の中心部が部分的に損傷した場合では、手足ともに麻痺が生じますが、足の麻痺は手よりも軽度という場合もあり、症状はさまざまです。

● 脊髄損傷のリハビリテーション
── 急性期から回復期にかけて

急性期（早期）のリハビリテーション（リハビリ）では、体を使うことができなくなった結果、身体能力の大幅な低下や精神状態に悪影響を生じることを予防し、全身状態を維持する必要があります。

頸部の損傷では肺の機能が低下するため、肺炎を生じる可能性が高くなります。また、全身の感覚や筋肉の緊張が著しく低下することで床ずれを起こしたり、体が動かせないことで深部静脈血栓症や肺塞栓も起こしやすくなります。これらを予防するために、頻回に体の向きを変えたり、呼吸練習や痰を出す練習を行ったり、関節が固まらないように動かすことが必要です。全身状態が安定すれば（回復期）、積極的なリハビリを行います。

脊髄損傷では、比較的早期に損傷部位ごとの障害を予想することができるため、個々の患者さんに合わせて具体的なリハビリを選択します。日常生活に必要な動作を獲得するために、手で自分の体を持ち上げ移動する能力や、着替えるために柔軟性を向上させる必要があります。これらの必要な能力の獲得に向け、リハビリを計画的に進めていきます。

また、回復期の取り組みとして、社会復帰した脊髄損傷者の方に話をしてもらう社会生活講座を開催し、退院後の生活を理解し、リハビリへの意欲を高めることができるようにしています。

当院は回復期リハビリテーション病床を有していますので、急性期から回復期にかけて包括的なリハビリを行うことができます。

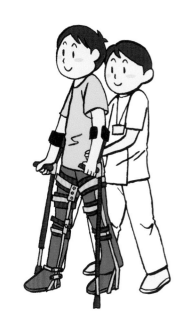

執筆者

中央リハビリテーション部
主任理学療法士
江口 雅之

安全な経口摂取（口から食べること）をサポート

摂食嚥下障害とその原因について

摂食嚥下障害（せっしょくえんげしょうがい）とは、食物を認知し口まで運び、口に取り入れ咀嚼（そしゃく）し飲み込み、食道を通過して胃に食べ物が入るまでの過程で、何らかの機能障害をきたすことをいいます。

原因となる疾患は、脳血管疾患（脳梗塞（のうこうそく）、脳出血、くも膜下出血）、神経・筋疾患、口腔咽頭（こうくういんとう）疾患などです。しかし近年、加齢により骨格筋力の低下（サルコペニア）、軽度の感染症や手術の侵襲（しんしゅう）（体への負担）によるストレスが原因で嚥下機能が低下し、誤嚥性肺炎（ごえんせいはいえん）（食物が口から食道に入らず、誤って気管に入ってしまうことで生じる肺炎）を発症する高齢者が増えています。

誤嚥性肺炎は、主要な死因別死亡数の第6位ですが、80歳以上では死因の第1位となっています。摂食嚥下障害を早期に発見し、適切な対応をすることが誤嚥性肺炎の予防になります。

嚥下チームの役割

当院では、リハビリテーション科医、言語聴覚士、摂食・嚥下障害看護認定看護師、管理栄養士の4職種で嚥下チームを構成しています。嚥下評価依頼は、年間500件前後です。2019年度の依頼を疾患別にすると、呼吸器疾患が一番多く、次いで脳血管障害でした（図1）。

リハビリテーション科医に嚥下評価の依頼があると、摂食・嚥下障害看護認定看護師がベッドサイドで簡易評価を行います。その後、実際の食事を使用し、嚥下造影（透視下に造影剤を飲み込む状態を観察する）や嚥下内視鏡（内視鏡で飲み込む状態を直接観察する）で詳細な嚥下状態を評価します。

そして、嚥下チームでカンファランス（検討会）を行い、適切な食事の形態やとろみの濃度、必要な訓練内容を決定します。

2019年度の調査では、入院前に普通食を食べていて肺炎に罹患（りかん）した患者さんの73％が、検査により嚥下機能の低下が認められ、食事の形態を変更する必要があることが分かりました（図2）。

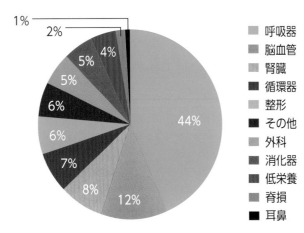

図1　2019年度疾患別嚥下評価依頼

凡例：呼吸器、脳血管、腎臓、循環器、整形、その他、外科、消化器、低栄養、脊損、耳鼻

44%、12%、8%、7%、6%、6%、5%、5%、4%、2%、1%

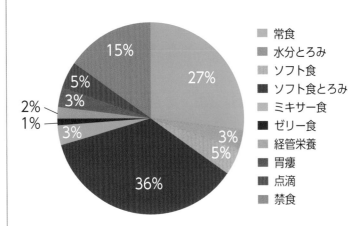

図2　2019年度肺炎患者の嚥下造影後の食形態

凡例：常食、水分とろみ、ソフト食、ソフト食とろみ、ミキサー食、ゼリー食、経管栄養、胃瘻、点滴、禁食

27%、15%、5%、5%、3%、3%、3%、2%、1%、36%

安全な経口摂取を継続するために

嚥下造影などの結果を基に、言語聴覚士は日々の訓練を実施するとともに、摂食・嚥下障害看護認定看護師と協同し、実際の食事場面を通して適切な介助方法や摂食方法を、患者さんや病棟看護師に指導します。

管理栄養士は、嚥下機能に応じた食事の作り方、宅配サービスの利用などを指導し、自宅でも安全に口から食べられるようにサポートしています。当院の嚥下障害に対する食事は、嚥下調整食と称し（図3）嚥下リハビリテーション学会から発表された嚥下調整食分類2013に準じた内容になっています。また、とろみの濃度（図4）も同様に学会から発表された内容に準じています。

安全な経口摂取を継続するためには、今の嚥下機能を評価すること、嚥下機能に合った食事の形態を提供すること、嚥下機能に応じた食事摂取方法または食事介助することが必要です。適切な食事の形態や食事摂取方法が、誤嚥および窒息防止につながります。むせや飲み込みにくさなどの症状が続く場合は、かかりつけ医または医療機関の受診をお勧めします。

分類	嚥下調整食(2-1・2)	嚥下調整食(3)
主食	ミキサー粥→全粥をミキサーにかてとろみ剤でとろみをつけたもの とろみつぶし全粥→全粥にとろみ剤を加え攪拌したもの とろみ全粥→全粥にとろみ剤を加えたもの **主食は上の3種類から選択可(嚥下・咀嚼状態に応じて選択してください)**	
主菜 副菜 の形状	ピューレ・ペースト・ミキサー食のうち、べたつかず、まとまりやすく、なめらかさがあるもの	形はあり、押しつぶしが容易、食塊形成や移送が容易、咽頭でばらけず嚥下しやすいように配慮され、多量の離水がないもの
献立例	 ・とろみつぶし全粥 ・赤魚の韓国焼き(ミキサー) ・牛蒡の煮物(ミキサー) ・豚汁(具ミキサー) ・エプリッチゼリー ・イオンゼリー	 ・とろみ全粥 ・赤魚の韓国焼き(とろみ付き) ・牛蒡の煮物 ・エビ団子のおろし和え ・豚汁(とろみ付き) ・イオンゼリー

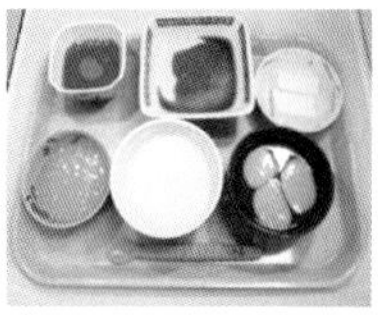

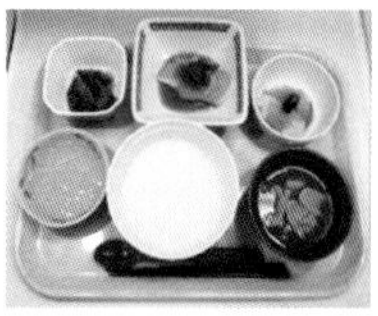

図3　中部ろうさい病院嚥下調整食分類表

※当院が使用しているとろみ剤の目安 (ネオハイトロミールR&E)

極うすい(とろみ剤1本に水500ml)　うすい(とろみ剤1本に水300ml)
中間　　(とろみ剤1本に水200ml)　濃い　(とろみ剤1本に水100ml)

とろみ剤の使い方

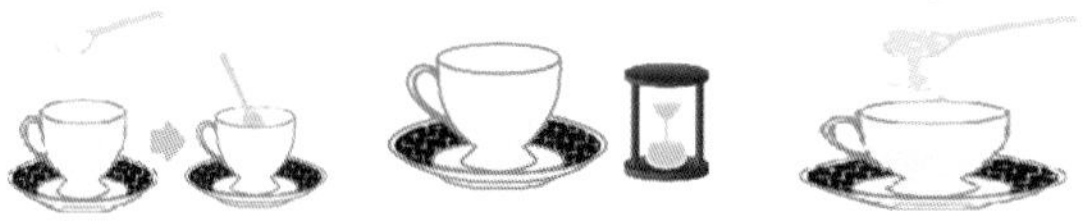

❶
飲み物や液状の食品にとろみ剤を入れ、すぐに30秒かき混ぜる。

❷
溶かしてから約2〜3分、とろみの状態が安定するまで待つ。

❸
とろみの状態や温度を確認する。

ダマが出来ないようにとろみをつけるコツ

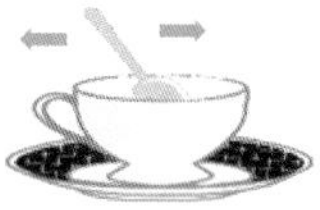

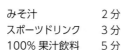

スプーンを左右に往復させ、とろみ剤を散らすように30秒かき混ぜる。

とろみが安定するまでの時間の目安

みそ汁	2分
スポーツドリンク	3分
100%果汁飲料	5分
牛乳	10分
濃厚流動食品	15分

図4　とろみのつけ方

スタッフ

リハビリテーション科
部長　田中 宏太佳

リハビリテーション科
副部長　渡邊 友恵

リハビリテーション科
医師　久賀 えみか

中央リハビリテーション部
主任言語聴覚士
田畑 照美

中央リハビリテーション部
言語聴覚士　曽我 仁美

中央リハビリテーション部
言語聴覚士
早川 幸宏

看護部
摂食・嚥下障害看護認定
看護師
廣瀬 みゆき

看護部
摂食・嚥下障害看護認定
看護師
安井 潤子

栄養管理部
管理栄養士
森山 大介

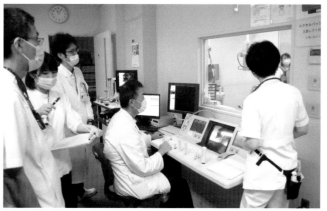

写真　嚥下チーム

地域とつながる看護部
～専門性の高い看護をもっと身近に～

● 誠実な看護　～看護部の紹介～

当院看護部は誠実を基本理念とし、患者さんの「生命・生活」の質の向上に貢献できる看護をめざしています（図1）。また、「多様な価値を尊重し、看護をつなぐ」を看護部の目標としています。

看護師一人ひとりが成長していくことができるキャリア開発プログラムを看護師教育に取り入れ、「キャリアデザインを支援し、看護職のやりがいにつなぐこと」「より専門性の高い看護師の育成に取り組み、人的資源を活用し地域の人々の満足と信頼をつなぐこと」などを実践しています。

● 専門性の高い看護

当院には現在、認定看護師は14分野22人、特定看護師は2人おり、それぞれ特定の看護分野における熟練した看護技術や知識を実践の場で発揮し、院内外で活躍しています（図2）。

看護専門外来としては、ストーマ（人工肛門）外来・糖尿病療養指導・禁煙外来・腹膜透析外来などがあり、認定看護師やリソースナース（特定の看護分野で認定資格を有し、組織横断的に活躍する看護師）が担当しています。

看護専門外来は入院患者さんだけでなく、通院治療中の患者さんや家族にもかかわり、看護の質向上に貢献しています。また、病院内では病棟に出向いて患者さんに指導や相談を行っています。困難な事例の場合には、認定看護師間や多職種とも連携し、患者さん一人ひとりに合った医療を提供できるよう、チーム医療の一員として活躍しています。

特定看護師は、それぞれの特定行為をすることにより、医師と協力し安全な医療の提供をめざしています。

このような人材を多く育成し、それぞれの専門分野における実践、教育、研究活動ができるように支援することで、患者さんに寄り添い、必要な看護を提供しています。

特定の看護分野における熟練した看護技術や知識を実践の場で発揮し、院内、院外で活躍しています

認定看護師　看護の専門性を基盤とした教育研修修了者
（14分野22名）

- 感染管理（1名）
- 皮膚排泄ケア（3名）
- がん性疼痛看護（1名）
- がん化学療法（3名）
- 慢性呼吸器疾患看護（1名）
- 慢性心不全看護（1名）
- 透析看護（1名）
- 糖尿病看護（1名）
- 救急看護（2名）
- 集中ケア（2名）
- 手術看護（1名）
- 認知症看護（1名）
- 摂食、嚥下障害看護（2名）
- 脳卒中リハビリテーション看護（2名）

特定看護師　臨床推論力、病態判断力を強化する教育研修修了者
（2名）

図2　認定看護師・特定行為研修修了者一覧

看護部理念

誠実を基本理念とし、「生命・生活」の質向上に貢献できる看護をめざします。

「誠実」とは、人に対して、また自分自身や物事に対して正直で真心があること。

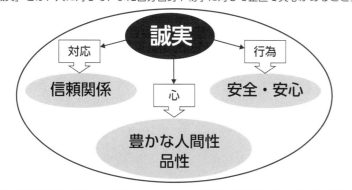

図1　中部ろうさい病院看護部理念

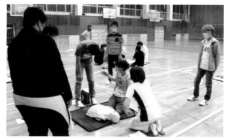

写真1　高校での心肺蘇生法講習会

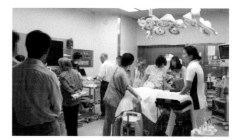

写真2　2019年中部ろうさい病院健康フェスタ
（手術室見学）

● 地域とつながる看護

　認定看護師・特定看護師の活動は、入院患者さんだけではなく、地域の皆さんの健康を守るための取り組みも行っています。健康維持に役立つ情報の発信として、地域の介護施設での研修会の開催や看護ケアの相談、小中高校の教育活動として、生徒や教師に向けた心肺蘇生法講習会やがん学習会などを行っています（写真1）。また、電話やファクスによる相談も専門分野の認定看護師が対応しています（表）。これらの活動は、当院主催の看護週間イベントや、健康フェスタを通じ、地域の皆さんへ紹介しています（写真2）。

　病気になっても安心して地域で暮らしていくために、入院前から退院後の生活を見据えた準備をするお手伝いをし、退院にあたっては地域の医療施設や保健・福祉サービスなどと連携し準備を整えてい

活動の内容（認定領域）	具体的な内容（2019年度実施件数）
○心肺蘇生法講習会 （救急看護・集中ケア）	近隣の小・中・高校で、心肺蘇生法の講習の講師（12件）
○感染対策について学習会 （感染管理）	保健センターや介護施設で、感染防止対策について指導（7件）
○摂食・嚥下について学習会 （摂食嚥下障害看護）	訪問看護ステーションや介護施設で、誤嚥や窒息時の対応について指導（8件）
○褥瘡ケア・ポジショニングについて相談対応 （皮膚排泄ケア）	介護施設職員に向け、高齢者のスキンケアや褥瘡予防の講習法の講師（4件）訪問看護師と同行訪問（2件）
○認知症看護学習会 （認知症看護）	介護施設・訪問看護ステーションで認知症の対応について学習会（4件）
○電話・メールなどでの相談	電話やメールでの相談内容を適宜回答（39件）
○病院・施設・学校などへ訪問	近隣病院、施設、企業へ当院の認定看護師活動等についてリーフレットを配布し広報する（45件）

表　認定看護師による院外活動の1例

ます。退院後も地域の訪問看護師とともに、当院の看護師が自宅に訪問する取り組みは、2014年度から行っており、今後も拡大していく予定です。

　病気を防ぎ、病気と仲良くつきあい、最期のときまで本人の気持ちを支える誠実な看護で、皆さんに選ばれる病院をめざしています。

代　表

看護部
看護部長　今田 広子

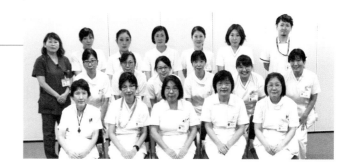

チーム医療に生かす 総合的心身医学療法

● 心療内科とは

心療内科とは、心身症（症状の発生・増悪に心因が影響している身体疾患）をはじめとする、心理的影響の強いストレス病を診断し治療する診療科です。慢性の身体病（自覚症状に見合う身体的異常や検査結果がないにもかかわらず多くの身体的症状が持続する）に伴うストレスを感じている方の受診もお勧めしています。心身症やストレス病は、内科領域だけでなく、整形外科・産婦人科から歯科・口腔外科領域まで多方面に及びます。

● チームで行うさまざまな治療法

治療は、向精神薬（抗うつ薬、抗不安薬、睡眠薬など）による薬物療法を原則としています。約半数の患者さんは薬での治療によって症状が軽くなり、治療の必要性がなくなります。しかし、より深い心理的アプローチが必要と思われる患者さんに対しては、さまざまな心身医学療法も併用します（図）。

代表的な心身医学療法は、心療内科治療の3本柱と呼ばれる交流分析、自律訓練法、認知行動療法です。交流分析は、自らの行動パターンを知り、人間関係の改善を図る心理療法です。外来診療や個別カウ

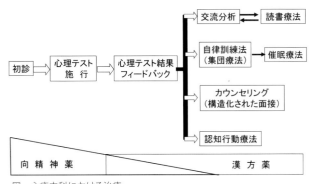

図　心療内科における治療

ンセリングで最もよく使われます。自律訓練法は、不安や緊張を和らげ、解消していくリラクセーション技法で、主に集団療法として向精神薬を止めることを目標に実施しています。当科では1,600人に集団自律訓練法を施行してきました。認知行動療法は、環境に対する反応の仕方（認知・行動・習慣）を変容させることで、ストレスを減らしていく心理療法です。患者さんが持つ自助力を回復させたり、育てたりすること（セルフコントロール）が最大の目標です。

当科ではさまざまな資格（公認心理師、産業カウンセラー、臨床心理士など）を持つ心理士と役割を分担し、チーム医療を実践しています。心理士は、詳細な生育歴の聴取や精神症状の重篤さの把握、心と体の相互関係への理解の促進など、心身医療全般にかかわり医師の役割を補完する重要な役割を担っています。

スタッフ

心療内科
部長　芦原 睦

心療内科
心理判定員
前田 わかな

心療内科
心理判定員
宮﨑 貴子

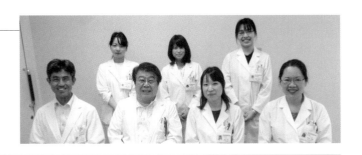

抗不安薬やめてみませんか!
～向精神薬の減量・離脱のプログラム～

● 薬に依存していませんか?

「抗不安薬」って、聞いたことがありますよね。

不安なときや眠れないときに処方され、効果抜群で副作用もほとんどありません。諸外国に比べて国内では幅広く処方されており、身近な薬だといえます。そんな抗不安薬にも悪い点があります。それは「薬なしではいられなくなる」こと、つまり依存です。

依存には「身体的依存(薬がないとイライラ、ソワソワなどの症状が出る)」と「精神的依存(これがないと不安、これがあるから安心)」の2種類があり、どちらも大きな問題となります。

そのため、当科では症状に応じて抗不安薬を減らすことや、やめること(中止)を目標にしています。

● 抗不安薬はやめられます

では、どのように行っていくのでしょうか。いきなり飲むのをやめる? いいえ、それは危険を伴います。

抗不安薬をずっと飲んでいる患者さんにとっては、薬を使用する状態が「普通」です。そのため、急に飲むのをやめたり、大幅に量を減らしたりすると「普通ではない」状態になります。場合によっては、離脱症状(不安、しびれ、頭痛などさまざま)が起こることもあります。それを防ぐため、患者さんに応じたスピードでゆっくり減らしていきます。

例えば、効果が長く続く薬では、内服頻度を「毎日→1日おき→2日おき」と延ばしていきます。効果の強い薬を飲んでいる場合では、1日の内服回数を「3回→2回」と減らしていき、次に効果の弱い薬へ変更して徐々に1日に飲む回数を減らしていきます。このほかにも、漢方薬の併用や自律訓練法(自分自身でリラックスする技法)を習得し、抗不安薬を減らしていく方法もあります。

これらのプログラムを始める際には、薬剤師がしっかり説明し、その後の経過は医師をはじめとする医療スタッフが確認していきますので安心してください。

抗不安薬を減らしていき、最終的にやめることは、患者さんと私たち医療スタッフの共同作業です。私たちとともに力をあわせて行っていきましょう。

スタッフ

薬剤部
薬剤師 渡久川 敦子

薬剤部
薬剤師 永田 和裕

薬剤部
部長 栗原 康彰

心療内科
部長 芦原 睦

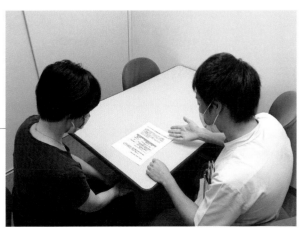

写真 薬剤師による服薬指導の様子

複雑な感染症や院内感染にチームで立ち向かう

「薬剤耐性菌」について聞いたことはありますでしょうか？　細菌を殺す抗菌薬を長期間使うと、細菌も徐々に自分の身を守るしくみを働かせて、抗菌薬が効かない「耐性菌」が出現することがあります。

2011年以降、頻度の高い薬剤耐性菌による国内の年間死亡者数は、約8,000人に上ると報告されています（図）。死亡者数が年々増加している耐性菌もありますので、薬が効かない耐性菌を作らない対策が重要となります。

薬剤耐性菌が現れやすい条件としては、①不必要な抗菌薬の投与、②必要以上の広域抗菌薬（幅広い細菌に効果を示す薬剤）の投与、③必要以上の抗菌薬の長期投与が挙げられます。

私たち感染制御部メンバーは、広域抗菌薬を使用している症例や敗血症（血液中に細菌感染を認める）

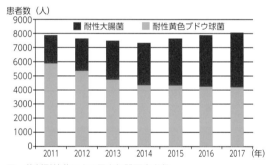

図　薬剤耐性菌による国内年間死亡者数
「J Infect Chemother. 2020;26:367-371. より引用改変」

の症例に対して、抗菌薬の選択や治療期間について主治医と協議をしています。見つかった耐性菌に対しては、院内で広がらないよう予防策も提案します。ほかにも、重症感染症や珍しい感染症に対して治療の支援を行っています。

● 新型コロナウイルス対策 —— 患者さんもスタッフも守る診療体制をつくる

2019年12月に発生した新型コロナウイルス感染症は世界各地に拡大し、国内でも患者数が増え続けています。

「患者さんが安全に医療を受けられる場を作り、院内スタッフの身も守り、安心して働くことができる環境をつくること」を目標とし、私たちは新型コロナウイルス感染症の対策マニュアルを作成し、診療体制を強化しました。患者さんやスタッフにも協力してもらいながら、ベストな診療体制をつくるよう日々模索しています。

医師・看護師・薬剤師・検査技師でチームをつくり、より良い医療を提供できる環境づくりのお手伝いをしています。

スタッフ

リウマチ・膠原病科、腎臓内科
副院長　藤田 芳郎

呼吸器内科
副部長　伊藤 浩

リウマチ・膠原病科、腎臓内科
副部長　渡邊 剛史

呼吸器内科
医師　榊原 利博

リウマチ・膠原病科、腎臓内科
副部長　山本 真理

看護部
感染管理認定看護師
福原 順子

薬剤部
平松 久典

中央検査部
主任　石川 真弓

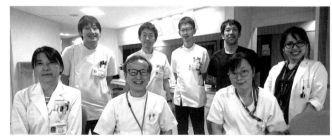

感染制御部メンバー

地域を牽引する最新治療

首のヘルニアから脱出！
──老舗整形外科の医療への情熱

首の骨の構造をのぞいてみましょう

　人間の首も、キリンの長い首もとてもしなやかによく動きますが、いったいどのように動いているのでしょうか。それは、骨（頚椎）と骨の間にある椎間板という柔らかいクッションの部分がそうした動きを実現させています。

　椎間板は、バームクーヘンの真ん中の穴に生クリームを入れたような作りになっており、バームクーヘン部分が少し硬い線維輪、真ん中のクリーム部分は柔らかい髄核でできています。そして、椎間板の後ろには脊柱管（神経）や脊髄が入っている空間があります（図1）。脊髄は脳みそと同じで細胞の集まりですが、神経は線維の集まりです。さしずめコンピューターに例えると、本体のハードディスク部分が脊髄、マウスやヘッドホンなどにつながれるケーブル部分が神経といったところでしょうか。

　横や前から見ると「図2」のような感じになっています。骨と骨の間のゲル状のものが椎間板です。ちなみに、キリンはあんなに首が長いですが、骨の数は人間と全く同じ7個ということをご存じでしたか!?

頚椎椎間板ヘルニアって、なあに？

　椎間板は年を重ねるごとに、古いクッションと同じで、潰れてきて高さが低くなり、幅広になっていき、クッション性が薄れていきます。私たちが研究した、人間ドックの正常な方からの結果では、すべて新品のクッションのような椎間板である人は、20歳を過ぎるとほとんどいませんでした。少し潰れて、出っ張るぐらいは病気ではないので心配はいりません。が、クッションの中身の綿（髄核）がたくさん飛び出してしまうと病気となります。これが頚椎椎間板ヘルニアという病気です（図3）。

　ヘルニア（はみ出した部分）が神経に当たると、肩

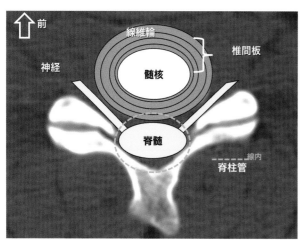

図1　頚椎の構造

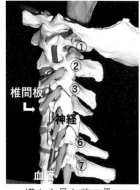

横から見た首の骨

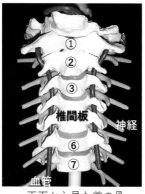

正面から見た首の骨

図2　頚椎の構造

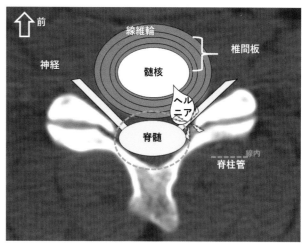

図3　頚椎椎間板ヘルニア

の後ろや腕に痛みが走り、手がしびれることもあります。これを神経根症といいます。ヘルニアは徐々に小さくなることがあるので、最初に選択する治療は飲み薬やリハビリなどで、自然に良くなっていくことを待ちます。ただし、当院では、症状が強くて困っている患者さんには、ブロック療法（髄核や神経に痛み止めと炎症止めを直接注射します）を行っています。約9割の方がこれで軽快しますが、まだ頑固な痛みが残る約1割の患者さんに手術を実施しています。

また、ヘルニアが真ん中に大きく飛び出して脊髄に当たると、手だけではなく足までがしびれたり、歩けなくなったりします。これを脊髄症といいます。先に説明したようにコンピューターのハードディスク部分なので、重要で壊れやすく、壊れたときに治りにくいため、この場合はブロック療法を選択せず、早期に手術を行うことが必要です。

手術って、どのようにするの？

国内で行われている手術は、大きく分けて2種類あります。

1つは、首の後方から骨を削って神経が逃げるスペースを作る方法（脊柱管拡大術、椎弓形成術などと呼ばれています）で、もう1つは、首の前方から椎間板を摘出して圧迫を取り除く方法です。ここでは、前方からの手術についてもう少し詳しく説明します。

前方から摘出する手術は傷の痛みも少なく、とても良い方法ですが、ヘルニアの塊だけを取り除くことは困難で、周りの線維輪も一緒に取り除かなければなりません。このため、骨と骨との間の椎間板がなくなってしまい、椎間板の代わりに骨盤の骨を移植して、動かないように固定しなければなりません。この手術を前方固定術といいます。短期的には問題はありませんが、長期的には手術を行い、固定され、動かなくなった椎間板の上下の椎間板の負担が増大し、また違う場所でヘルニアが生じることも多いことが、問題となっていました。

この問題を解決するため、椎間板の代わりになる

動きを持った人工椎間板が開発されてきました（図4）。欧州では1989年から、米国では2007年から使用されていますが、国内では2017年にようやく使用可能となりました。

この人工椎間板置換術は、前方固定術よりも技術的に難しく、手術に適した患者さんの見極めが大切です。そのため、人工椎間板置換術を行える病院は、頚椎前方手術の経験が豊富にあり、かつ、海外での手術研修、国内での手術研修・講習などをすべて終了した人のみが使用可能と厳しく決められています。初期の使用認定病院として全国で36病院（2機種あり、18病院ずつ）が選ばれました。当院はその1つで、現在までに約10人の患者さんの治療を行いました。

「納得、安心、そして未来へ」が当院の理念です。適応を厳格に守り、治療を受ける患者さんの気持ちに耳を傾けながら、納得・安心してもらえるように努め、さらに、最新技術で医療の未来への貢献もしたいと思います。

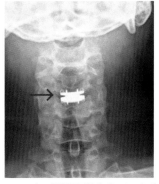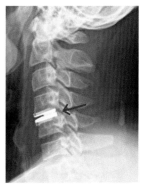

図4　人工椎間板置換術後のレントゲン写真

整形外科（脊椎外科）の特徴

脊椎整形外科部長
いとう　けいご
伊藤　圭吾

当科は東海地方でも有数の老舗整形外科であり、当院の5分の1が整形外科の病床です。伝統的に脊椎外科（椎間板ヘルニア、脊柱管狭窄症、変性側弯症などへの注射や手術加療）と関節外科（人工関節置換術〈股・膝〉、骨切り術など）に力を入れています。
このほか、四肢骨折などの治療にあたる一般の整形外科グループを含め、3グループに分かれて高い専門性をもって治療を行っています。

お待たせしません! すぐつなぎます
～大腿骨近位部骨折～

大腿骨近位部骨折と骨粗しょう症の関係

　高齢者が立った位置から転倒したり尻餅をついたりして、脚の付け根（股関節）が痛くなり歩けなくなる場合は、ほとんどが大腿骨近位部骨折です。

　原因は骨粗しょう症といって、骨量と骨質の低下により骨折するリスクが高い状態にあることがあげられます。

　骨粗しょう症は閉経後の女性に多く、60歳代から発症する傾向にあります。ほかにも脊椎椎体骨折（背骨の骨折）や上腕骨近位端骨折（肩の骨折）、橈骨遠位端骨折（手首の骨折）が骨粗しょう症では起きやすいと報告されていますが、大腿骨近位部骨折は著しく日常生活機能を低下させます。1週間寝たきりでいると10～15％の筋力が低下する[1]といわれていますので、手術までの待機時間を減らして速やかに手術を行い、早期リハビリテーション（リハビリ）により機能を保つことが大事です。

　大腿骨近位部骨折には大きく分けて大腿骨頚部骨折と大腿骨転子部骨折があります。大腿骨頚部骨折は、ずれが多いもの（転位型、図1）とずれが少ないもの（非転位型、図2）に分けられ、治療が異なりま

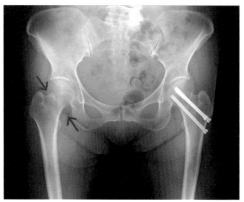

図2　右大腿骨頚部骨折非転位型
　　　（←骨折部位）

す。高齢者の場合、転位型では人工物による置換術、非転位型ではスクリューなどによって自分の骨をつなぐ術式（骨接合術、図3、4）を選択することが基

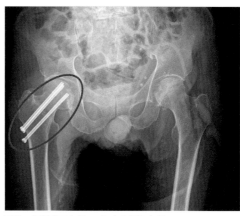

図3　海綿骨スクリューによる骨接合術
　　　（〇は治療部位）

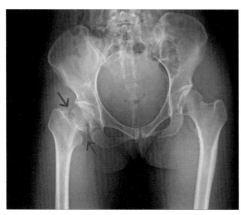

図1　右大腿骨頚部骨折転位型
　　　（←骨折部位）

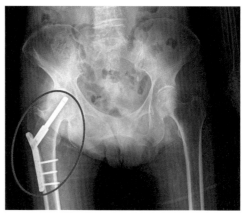

図4　コンプレッションヒップスクリューによる骨接合術
　　　（〇は治療部位）

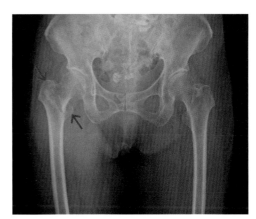

図5　右大腿骨転子部骨折
　　　（←骨折部位）

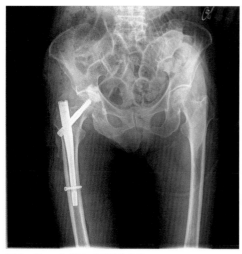

図6　ガンマネイルによる骨接合術

本です。一方、大腿骨転子部骨折（図5）の治療は、原則、骨接合術（図6）を選択します。

国内外の治療の現状

大腿骨近位部骨折は欧米では、受傷後24時間以内に手術することが推奨され、イギリスやスウェーデンでは義務化されています。一方、2016年の日本整形外科学会の調査によると、国内における手術待機日数は平均4.2日[2]であり、近年この日数に変化はないようです。

お待たせしません！

当院では2013年以降、原則として、平日の日中に受診した患者さんについては、当日もしくは翌日中、休日でも人員が許せば当日、そうでない場合にも休日明けにはほぼ骨接合術を行っています。2019年1月〜2019年12月までに、当院を受診した患者さんの骨接合術までの平均待機日数は1.25日、人工物置換術までの平均待機日数は6.36日、それらを合わせると平均待機日数は3.27日です。

これには、①「入院中に透析が必要である」などといった全身の持病がある患者さんでも、すぐに各専門科に相談できたり、「必要であれば手術中の麻酔・全身管理を麻酔科に依頼できる」といった他科との協力体制があること、②「準緊急での手術が望ましい」という救急・整形外科外来・手術室・病棟スタッフ

間での共通認識があり、連携がとれること、③後期研修医を含めた外傷整形外科スタッフの機動性が高いこと、が大きな理由です。

また、手術翌日からリハビリを行い、全身状態が落ち着いて、手術創部に大きな問題がない場合は、地域連携パスにより回復期リハビリテーション病院に早期転院し、十分なリハビリを受けることができるようにしています。その際には医療ソーシャルワーカーが転院について相談を受けています。

術後成績は良好で、骨接合術後のカットアウト（骨接合部の破綻）や偽関節（骨の癒合不全）は、2013年から現在まで543例のうち10例（1.84％）と極めて少ないことも、当院の強みと考えています。

こういった強みを生かし、今後も高齢化に伴い、数が増えていくと予想されている大腿骨近位部骨折に対し、積極的に救急・紹介患者さんを受け入れ、早期の治療を行っていきたいと考えています。

【参考文献】
1）美津島隆．廃用症候群の病態とリハビリテーション．国立大学リハビリテーション療法士学術大会誌．2014:35:4-7.
2）萩野浩．大腿骨近位部骨折全国調査．Bone Joint Nerve 2018:8（3）:369-373

執筆者

副部長
きのした　すすむ
木下 晋

脱臼しない人工股関節置換術、人工骨頭挿入術の試み
〜 ALS-THA、 CPP-BHP 〜

高齢になるにつれて増える 変形性股関節症と大腿骨頸部骨折

日本は超高齢社会を迎えており、平均寿命は男性81歳、女性87歳まで延びています。寿命が延びると同時に医療や介護が必要な高齢者が増えてきており、日常生活において不自由なく生活できる健康寿命に注目が集まってきています。

股関節の軟骨がすり減るため、股関節の痛みが出て動きが悪くなる変形股関節症は、40〜50歳頃に発症し国内での有病率は1〜4.3％と報告されています。日本人の場合は欧米人と異なり、寛骨臼形成不全(大腿骨頭を覆う骨盤の部分が小さい)をベースに発症し、高齢になるにつれて進行していきます。

変形性股関節症が進行すると痛みや股関節の動く範囲が制限されるために、歩くことや日常生活動作に支障をきたし、治療が必要です。進行している場合には、痛み止めやリハビリなどの保存治療では改善しないことも多いため、治療に難渋します。

また、高齢になると骨が弱くなる骨粗しょう症になってしまうため、転倒するだけで骨折してしまうことが多いです。その中でも大腿骨頸部骨折は大腿骨の付け根が折れる重症の骨折で、高齢化に伴い増加傾向にあります。

大腿骨頸部骨折は、安静やギプスなどの保存治療ではうまく治らないため、手術による治療が必要になります。転位(骨折のずれ)が小さい場合は、スクリューなどによる骨接合術が選択されますが、転位が大きい場合は、人工物に置換する人工骨頭挿入術の適応となります。

人工股関節置換術、人工骨頭挿入術とは

人工股関節置換術(THA)は進行した変形性股関節症において痛みを除いたり、股関節の動く範囲の改善に有効な治療法です。

変形性股関節症は、骨盤側と大腿骨側の両方の軟骨や骨が傷んでいるため、骨盤側には金属製のカップをはめてから軟骨の代わりをするポリエチレン製のライナーを固定します。大腿骨側にはステムという金属を入れてから、大腿骨頭の代わりをするインナーヘッドをステムに固定して合わせることで人工股関節になります(図1)。

傷んだ股関節を人工物に取り換えることで、関節はスムーズに動くようになるため、痛みは速やかに改善し、関節の動く範囲も徐々に改善させることができます。

人工骨頭挿入術(BHP)は、骨折のずれが大きい大腿骨頸部骨折に対して行われます。人工股関節置換術と異なり、骨盤側の軟骨や骨は傷んでいないため、大腿骨側のみを金属性のステムやアウターカップで置換することで人工骨頭となります(図1)。骨折した大腿骨頭を除去して人工骨頭を挿入します

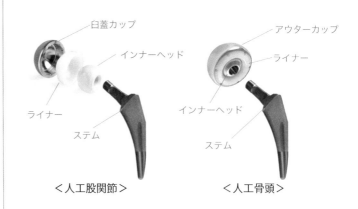

臼蓋カップ　アウターカップ
インナーヘッド　ライナー
ライナー　インナーヘッド
ステム　ステム

＜人工股関節＞　　＜人工骨頭＞

図1　人工股関節と人工骨頭

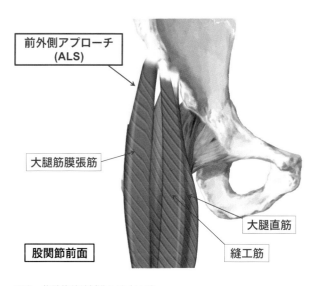

図2　仰臥位前外側進入法（ALS）

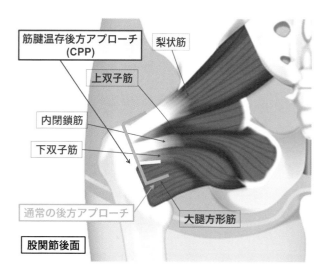

図3　短外旋筋共同腱温存後方進入法（CPP）

が、しっかり固定できるので骨折した部分の痛みは速やかに改善します。術後早期からリハビリを進めることができるため、高齢者でも歩行能力の維持が可能になります。

　人工股関節置換術・人工骨頭挿入術はともにガイドラインでも推奨され、かつ医学的根拠が豊富な確立された治療方法ですが、手術に伴う合併症がいくつか存在します。その中でも人工股関節・人工骨頭の脱臼が、この2つの手術において重要な合併症になります。

　私たちの股関節は靱帯（じんたい）や関節包（かんせつほう）などがあるために、めったに外れることはありませんが、人工股関節や人工骨頭では靱帯や関節包の一部を切除するため、姿勢によっては外れる可能性があります。脱臼してしまうと痛みが出て歩けなくなり、病院に搬送してもらい、はめ直す必要があります。

手術方法改善による脱臼しない人工股関節置換術、人工骨頭挿入術の試み

　人工股関節・人工骨頭の脱臼率を低下させる方法の1つに手術方法の改善が挙げられます。股関節に到達するための手術経路としては、大きく分けて股関節の前方、側方および後方経路の3種類です。これらの中では視野が得やすい後方経路が全世界的にも一般です。後方経路は、後方の筋肉や関節包・靱帯

を切り離ししなくてはならないため、股関節を曲げたときに脱臼してしまう心配があります。

　当院では人工股関節の手術は、筋肉や腱（けん）を切り離さない仰臥位前外側進入法（ぎょうがいぜんがいそくしんにゅうほう）（ALS）で行っています（図2）。この方法を採用することにより、変形性股関節症ガイドラインで1〜5％と報告されている人工股関節の脱臼率は0.5％で、脱臼率を低減させることができました。また筋肉を切らないため、術後早期の筋力の回復に優れているといわれており、筋力の少ない高齢者に対してもやさしい手術方法だと考えています。

　人工骨頭挿入術は若い整形外科医が手術することも多いため、視野の良い後方経路で手術を行っていましたが、現在は筋肉や関節包の切る部分を減らした短外旋筋共同腱温存後方進入法（たんがいせんきんきょうどうけんおんぞんこうほうしんにゅうほう）（CPP）で手術をしています（図3）。この方法で手術することによって、後方の筋肉や関節包の大部分を残すことができるため、ALS同様に股関節脱臼の生じる頻度（ひんど）が低いと報告されています。まだ導入早期ですが、脱臼例は1例もなく、満足できる結果が得られていると考えています。

執筆者

副部長
笠井（かさい）　健広（たけひろ）

49

３次元画像解析システムを用いた消化器手術

３次元画像解析システムとは

現在、医療画像の多くは２次元画像を用いています。通常のCT検査、MRI検査などでは、２次元断面像を作っています（図１）。体の内部構造、臓器の関係性が分かるようになり、診断に大きく寄与しています。

医療機器は大きく進歩し、より鮮明な画像が得られるようになりました。さらに技術が進歩し、３次元画像解析システムを用いて、立体的な３次元画像を作ることができるようになりました。画像解析システムとは、CT検査、MRI検査などの画像データから高精度な３次元画像を再構築し解析するシステムです。

当院では、富士フィルムメディカル社の３次元画像解析システム「SYNAPSE VINCENT」を導入して、手術前に手術に関する手術シミュレーションを行っています。また、CT画像のデータから３次元の画像を作って、診断や治療に活用しています（図２）。

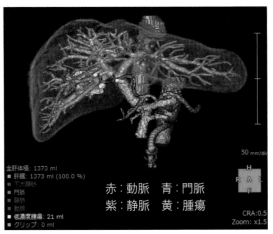

図２　肝腫瘍の３次元解析画像

３次元画像解析システムを用いた画像診断

過去に手術を受けた患者さんが、別の病気となり当院で治療する際に、以前の治療情報がなければ、治療方針をたてるのに難渋することがあります。手術中に、これまでにどのような手術が行われていたか判断せざるを得ません。現在は、手術前に３次元画像解析システムを用いることで、CT検査のデータからこれまでにどのような手術が行われていたかを判断できるようになりました。

35年前に結核性膀胱萎縮に対して、小腸を用いた膀胱の容量拡大手術を受けていた患者さんが、血尿を主訴に受診しました。検査の結果、膀胱小腸吻合

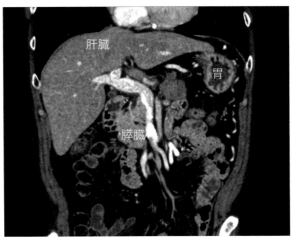

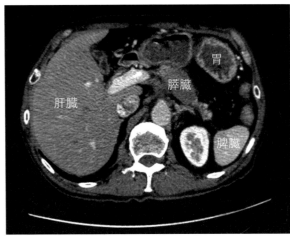

図１　２次元CT画像

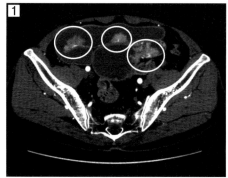

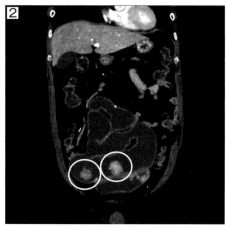

図3　小腸と腫瘍の2次元CT画像

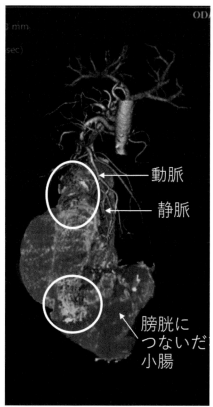

動脈
静脈
膀胱に
つないだ
小腸

図4　小腸と腫瘍と血管の3次元画像

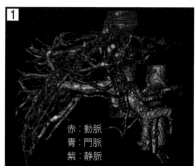

赤：動脈
青：門脈
紫：静脈

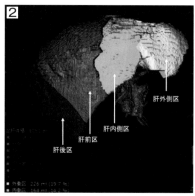

肝外側区
肝内側区
肝前区
肝後区

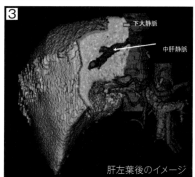

下大静脈
中肝静脈

肝左葉後のイメージ

図5　肝臓の3次元画像解析と手術シミュレーション

部や小腸内に複数の腫瘍（図3-1、2）を認めました。以前の受けた手術に関する情報はなく、膀胱に吻合＊された小腸の血管と周囲臓器が、どのような関係にあるのか分かりませんでした。手術前にCT検査を行い、3次元画像（図4）によって、どんな関係にあるのかが判明しました。術前に腫瘍のある小腸を切除するためには、どのように手術することができるのかをシミュレーションしました。このように、手術前に以前の手術内容や、現在のお腹の中の状況を理解し、新たな手術を実施しています。

＊吻合：縫ってつなぐこと

3次元画像解析システムを用いた手術シミュレーション

　当科で行っている3次元画像解析の1例を提示します。CT検査のデータを用いて、肝臓の血管と腫瘍の関係、肝臓の大きさが理解できる手術シミュレーション画像です。「図5-1」は肝臓内の血管を描出しています。どのような走行をしているかが分かります。「図5-2」は肝臓の切除範囲を識別できるように色分けしています。手術前に肝切除量や残肝量を把握します。「図5-3」は予定肝切除を行った場合のシミュレーション画像です。血管との関係性が分かります。

　3次元画像解析システムを用いて、診断から手術シミュレーションを行い、手術を安全に実施できるよう努めています。

外科の特徴

部長・副院長
さかぐち　けんじ
坂口　憲史

当科は、検査・診断・手術・抗がん剤を用いた治療（化学療法）・術後の定期診察・終末期医療・救急診療等を担っています。扱う臓器や疾患も多岐に及んでいます。診療の中心はがん治療と手術です。手術でがんを残さずに切除し、完全に治すことをめざします。体への傷害を低減させる低侵襲手術を心がけ、若年から高齢の患者さんまで安心して手術を受けてもらえるよう日々努力しています。

治癒の可能性を求めて
—— 高難度がん手術への飽くなき挑戦

がん手術の進歩

　がん手術は進歩してきました。正確で細かい解剖が理解され、安全で効果的な手術方法が考えられてきました。多くの手術で一定のレベルを満たす、定型化された手術が行われるようになってきています。

　しかし、大きながんや広範囲のリンパ節へ転移しているがん、周囲組織へ広く及んでいるがんなどの手術では、視野が狭くなり見たいところが思うように見れず、操作スペースが限られ、血管や組織を切るための距離の余裕がなくなります。安全な手術操作が行えなくなり、手術の危険度が上がります。そのような状況下で重要な血管や臓器を温存しながら、いかにがんを取り切るように手術を行うか——。私たちは持てる知識・経験・技術を総動員して、忍耐強く手術を進めています。

　一方、化学療法も進歩してきました。化学療法を用いてがんが縮小し、周囲の血管や臓器との間に距離ができると切除可能になります。また、がんの転移や再発があっても化学療法でがんの勢いを制御でき、がんの及ぶ範囲が限定されていると判断できるとき、治癒をめざして転移巣や再発巣と周囲臓器を一緒にして、切除するケースがでてきました。

　化学療法後は組織間の線維が固く太くなり、むくみも生じます。そのため組織の境が分かりにくく分離しにくくなります。がんの及んでいる範囲も不明瞭になったりします。また、化学療法の副作用でさまざまな臓器の機能が低下したり、体力自体が低下していたりします。つまり、化学療法を併用する場合は手術の安全性と完全に取り切る可能性が、やや不明瞭な手術になることがあります。

　手術方法が進歩し、手術の可能性が広がったことで、より難しい手術へ挑めるようになり、また化学療法が進歩して手術の役割は軽くなるかと思えば、難しい手術を行う機会が逆に増えてきました。手術は進歩すればするほど、さらに難度の高い危険を伴う手術に向き合う定めにあるのでしょうか。

　切除の限界に近い難しい手術は、頑張って手術をしてもがんが再発してしまうことも多くなります。それでも手術でがんが治る可能性が得られるなら、良い効果が得られると考えられるなら、患者さんと相談した上で、患者さんと一緒に難しい手術に挑み続ける覚悟です。

直腸がんの手術

　骨盤内は狭く、さまざまな臓器・神経・血管が密接しています。ここでがんが大きくなると、その切除は大変困難となります（図1）。骨盤の骨とがんの塊

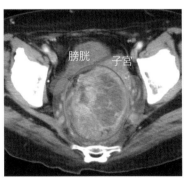

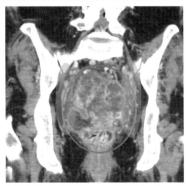

図1　骨盤CT画像（上:水平断　下:縦の断面）
赤丸：がん　　青丸：内腸骨血管

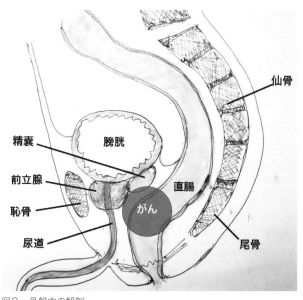

図2　骨盤内の解剖

精嚢
膀胱
前立腺
直腸
恥骨
がん
尿道
仙骨
尾骨

との間のわずかな隙間で、手術操作を行わなければ
ならず、仙骨前面や内腸骨系血管からの出血は多量
となり、がんが切除されてスペースができるまで止
血ができないこともあります。

　膀胱・前立腺・子宮・卵巣などにがんが広がってい
れば一緒に切除し、神経系や内腸骨血管への浸潤*も
できるだけ機能障害に配慮しながら合併切除して、
がんを取り除きます。多くの患者さんが便の漏れ・
肛門痛・血便・貧血・頻尿などの症状から解放され、
日常生活を続けています。

＊浸潤：がんがまわりに広がっていくこと

肝転移の場合

　肝臓は再生する臓器で、正常肝なら4分の3を切
除することも可能です。大腸がんの肝転移が多発し
ていたら（図3）、肝機能を評価して、どのように切
除するかを考えます。残る肝臓の量が少ない場合で
も、化学療法でがんが小さくなり、残せる肝臓の量
が増えると手術ができるようになったりします。ま
た、肝転移が再発しても可能であれば、再び切除術
を行います。4回肝切除術を行い、10年経過してい
る患者さんもいます。

　大腸がんは肝転移が再発しても切除できれば治る
可能性が出てきますので、私たちは積極的に何度で
も肝転移の切除を行っています。

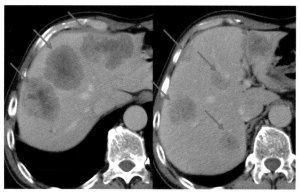

図3　多発肝転移（→）

膵頭部がんの手術

　膵頭部は十二指腸および胆管と一体となっており、
膵頭部がんの手術はこれらも一緒に切除する膵頭十二
指腸切除という体への負担の大きい手術になります。

　また、小腸や大腸の血液は門脈という血管に集ま
り、肝臓へ入ってから心臓へ戻ります。門脈は膵頭部
の中を通り、がんが進行すると門脈にがんが浸潤し
てしまいます。そこで膵頭十二指腸切除に加え、門脈
の切除再建を行うことで膵頭部がんを切除できます。

　私たちのこれまでの門脈再建の成績は良好であ
り、患者さんの余命の延長や生活の質の向上に貢献
しています。

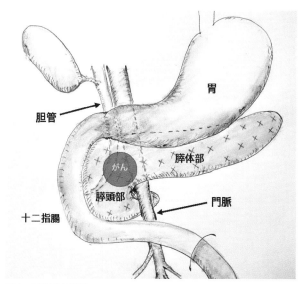

胆管
胃
膵体部
膵頭部
十二指腸
門脈
がん

図4　膵頭部の解剖

執筆者

第二外科部長
橋本　瑞生

手術をあきらめていませんか？体に負担の少ない完全胸腔鏡下手術

完全胸腔鏡下手術って、どんな手術？

呼吸器外科でこれまで行われていた開胸手術（図1）では、20〜30cmと大きく皮膚を切る上、骨や筋肉も切ることから、体への負担が非常に大きい手術でした。しかし近年は小さな傷から胸腔鏡と呼ばれるカメラを体内に入れて、胸の中をテレビ画面のようなモニターに映しながら手術をする胸腔鏡下手術が増えています。特に、モニターに映し出される画面だけを見て行う手術を「完全胸腔鏡下手術」と呼び、当科でも積極的に行っています（図2）。

完全胸腔鏡下手術は傷が小さいので、術後の痛みも少なく体への負担が少ないです。このため、体力の衰えた方や高齢の患者さんでも手術を受けることが可能です。

また、カメラに映る画像をモニター画面で拡大して見ることができるので、細い血管や小さなリンパ節も非常に見やすく、傷の大きな開胸手術と変わらない高い精度と安全性を確保できる手術法です。

当科では、肺がん（転移性を含む）、縦隔腫瘍、気胸、膿胸に対して、完全胸腔鏡下手術を実施しています。

開胸 A（肺がん）

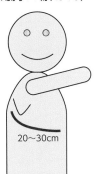

20〜30cm

開胸 B（縦隔腫瘍）

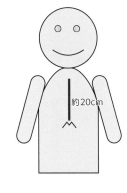

約20cm

図1　開胸手術

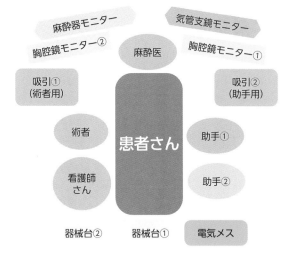

図2　当院での手術室配置

当科の完全胸腔鏡下手術の特徴

当科の完全胸腔鏡下手術では、わきの下に1〜2cm程度の穴を3〜4つ開けて手術を行っています（図3）。腫瘍を取り出すときに、穴のうちの1つを腫瘍と同じ大きさに広げ、取り出し用の袋に腫瘍を含んだ肺を入れた後、体内にがん細胞がこぼれ落ちないよう袋ごと体外へと取り出します。

手術の傷が小さく、体への負担も少ないことから術後の回復も非常に早いです。ほとんどの患者さんは手術翌日の朝から食事が可能で、少なくとも手術日の翌日からは歩くこともできます。肺がんの場合では月曜に手術して金曜に退院することも可能です。

このため、80歳を超える高齢の患者さんでも「体力が心配だから」と手術をあきらめることなく、安心して負担の少ない手術ができます。

胸の中を直接見て行う開胸手術とは異なり、完全胸腔鏡下手術では、モニターを見ながら穴から中に入れた手術器具を動かして手術を行うため、技術的に熟練を要します。

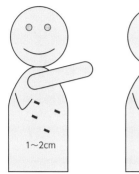 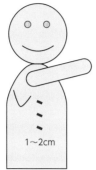

胸腔鏡①（肺がん）　　胸腔鏡②（縦隔腫瘍）

1～2cm　　　　　　　1～2cm

図3　胸腔鏡手術

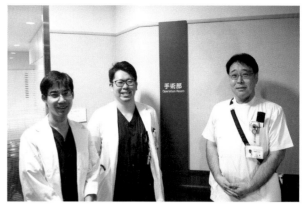

写真　呼吸器外科スタッフ

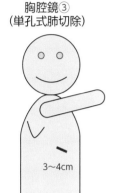 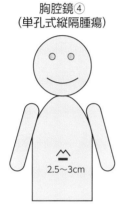

胸腔鏡③
（単孔式肺切除）　　胸腔鏡④
（単孔式縦隔腫瘍）

3～4cm　　　　　　2.5～3cm

図4　単孔式手術

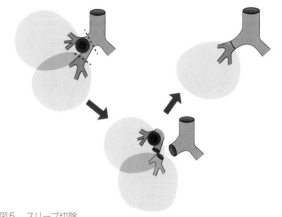

図5　スリーブ切除

　当科では、手術前に画像を見て患者さん一人ひとりの手術手順のイメージづくりを行うことで、大きな傷を伴う開胸手術と同じように安全に実施でき、良好な治療成績を上げることができると考えています。

　2019年度からは、3cm程度の穴を1か所だけ開けて手術を行う「単孔式手術」も開始しており（図4）、さらなる体への負担軽減が期待されます。

　また、従来は大きな傷で行われていた特殊な手術（スリーブ手術〈気管支を切除吻合する気管支形成を伴った肺葉切除（図5）〉など）についても、引き続き積極的に完全胸腔鏡下手術で行っていきます。

患者さんへのメッセージ

　医師から手術を勧められたら、多くの患者さんは手術方法や術後の痛みなど、さまざまなことが不安になるのではないでしょうか。当科では、少しでも患者さんの不安が少なくなるように、患者さんごとに資料や絵を作成して分かりやすく説明を行っています。

　また、当科で治療を受ける場合、呼吸器内科や放射線科など他科医師や、看護師、薬剤師、管理栄養士、医療ソーシャルワーカーなどがチームを組んで治療にあたります。このような体制を整えることで、手術だけではなく、患者さんの仕事や生活についての不安にも支援を行うことができます。

　患者さんが安心して安全な治療を受けてもらうことが最も大切です。胸部レントゲン検査で肺に影があると言われたり、そのほか、胸痛、息切れや息苦しさなどの胸部の症状がありましたら、気軽に相談してください。

呼吸器外科の特徴

部長
なかがわ　まこと
中川　誠

大きく切開した創（きず）から胸の中を覗いて手術を行うのではなく、モニターに映る画面のみを見て手術を行う「完全胸腔鏡下手術」を積極的に行っています。
モニター画面では肉眼で見るよりも細い血管やリンパ節を拡大して確認することができます。また、わきの下に1～2cm程度の穴を3～4つ開けるのみなので、痛みも少なく回復も早いです。2019年度に当科で行った胸部悪性腫瘍手術のうち93.2％が完全胸腔鏡下手術でした。

切らない治療
マイクロ波子宮内膜焼灼術（MEA）

過多月経とは

子宮腔の表面は子宮内膜という組織で覆われています。子宮内膜は、卵巣が出すホルモンの濃度が下がると一部が剥がれ落ち出血が始まります。剥がれ落ちた子宮内膜が修復されるまでに7日程度かかりますので、この期間は出血が続きます。これが月経です。

月経出血が正常より多いと貧血が起こり、体調が悪くなります。また、出血があまりにも多いために日常生活が困難になる場合もあります。このような出血が多すぎる状態を過多月経といいます。

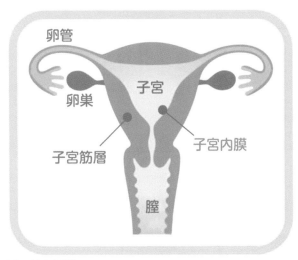

図1　子宮の構造

過多月経の治療

過多月経は薬や手術で治療できます。手術には、子宮の摘出や過多月経の原因となる筋腫などを取り除く手術、さら

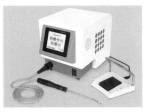

図2　MEA 本体

に、子宮内膜を壊死（組織や細胞が死んでしまうこと）させて破壊する子宮内膜焼灼があります。子宮内膜焼灼術ではマイクロ波加熱装置を用います（図2）。

マイクロ波子宮内膜焼灼術の特徴

子宮摘出術を行うと、完全に回復するには1か月以上かかります。しかし、マイクロ波子宮内膜焼灼術は子宮内膜だけを破壊するので体の負担が小さく、2〜3日で日常の活動に復帰できます。電子レンジと同じ周波数の2.45GHzのマイクロ波を利用して行う同法では、子宮内へマイクロ波を照射するサウンディングアプリケーターという管を使います（図3）。

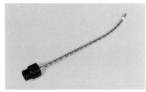

図3　サウンディングアプリケーター

サウンディングアプリケーターは、筋腫で変形や拡大した子宮腔に同法を行えるよう、細く先端が彎曲した形状になっています。このため子宮筋腫や腺筋症、内膜ポリープがあっても過多月経を治療できます（図4）。

マイクロ波子宮内膜焼灼術の治療により、月経時の出血量は減少し、全くなくなる場合もあります。90％程度の患者さんで症状の改善を認めています。

マイクロ波子宮内膜焼灼術の
手順とリスク

マイクロ波子宮内膜焼灼術は多くの場合、下半身のみを麻痺させる腰椎麻酔で行います。マイクロ波を照射する前に、子宮内を子宮鏡で観察して、がんなど疑わしい箇所がないかどうか確かめます。

そして、サウンディングアプリケーターを子宮腔

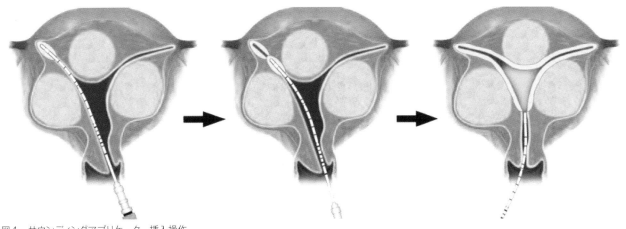

図4　サウンディングアプリケーター挿入操作

内に挿入し、マイクロ波を照射します。子宮内膜が加熱され壊死することにより、月経時の出血量が減少します。所要時間は５分〜数十分です。子宮筋腫や腺筋症のため、子宮腔が拡大・変形している場合には時間がかかります。マイクロ波照射が終了した時点でもう一度子宮内を観察して、焼灼されていない内膜が残っていないかどうか確認します。

　マイクロ波子宮内膜焼灼術のリスク（合併症）として、細菌等の感染、子宮に孔^{あな}があく、腸管のやけどなどがあります。

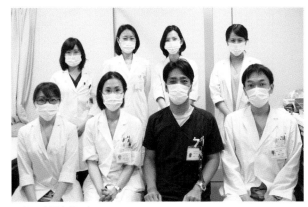

写真　産婦人科スタッフ

術後の状態と経過

　患者さんは治療翌日に退院できます。

　治療後は下腹部に月経痛のような痛みを感じることがありますが、鎮痛薬で抑えることができます。翌日までには概ね軽快します。子宮内感染を防ぐために抗生剤を服用してもらいます。

　また、少量の血液が混じった水のようなおりものが増加し、２週間くらい続くことが多いです。痛みが鎮痛薬で軽快しない、おりものが臭う、高熱が出るなどの場合には病院に連絡してください。

　シャワー浴は退院後より可能です。入浴と夫婦生活は術後２週間経過してからにしてください。前記以外の日常活動については、退院後すぐに行ってもらえます。

治らない場合

　マイクロ波子宮内膜焼灼術で症状が軽快しない場合の次善策としては、子宮摘出術を選択することになります。

産婦人科の特徴

部長
柴田 大二郎
しばた　だいじろう

当科では全般的な産婦人科診療（妊娠・出産・不妊症・婦人科疾患・女性ヘルスケア等）を担当しています。特に、マイクロ波子宮内膜焼灼術をはじめ、症状・年齢・生活背景などを考慮し、種々の薬物療法や手術療法を組み合わせて、個々の患者さんの要望に沿った治療を進めています。
女性の一生涯を通じて、患者さんに寄り添った診療ができるように日々努めています。

鎖骨下の3cmの皮膚切開で行う内視鏡下甲状腺手術

内視鏡下甲状腺手術の歴史

外科や婦人科および泌尿器科では、内視鏡（腹腔鏡）を用いた手術が以前より広く行われています。耳鼻咽喉科でも、副鼻腔については内視鏡手術が一般的となっていますが、頸部の手術は首という見える部位に皮膚切開の跡が残る問題点があるにもかかわらず、まだ一般的に行われているとはいえない状況です。特に首の手術で甲状腺の手術は女性に多く、手術の傷を目立たない場所にする方法を開発する必要性は以前から求められていました。

内視鏡を用いた甲状腺手術は、1990年後半から始まったようです。当初は、腹腔鏡手術と同様に頸部を炭酸ガスで膨らませて手術をしていたようですが、さまざまなトラブルが起きました。その後、日本医科大学の清水一雄先生が頸部の皮膚をテントのように持ち上げて行う内視鏡下甲状腺手術を開発したことで、大きく発展しました。2016年に良性腫瘍とバセドウ病に対する内視鏡下甲状腺手術が国内で保険適用となり、2018年から悪性腫瘍に対する内視鏡手術も保険適用になりました。

当院では、2018年11月に内視鏡下甲状腺手術を開始し、2020年11月までに良性腫瘍9例、悪性腫瘍3例の手術を行ってきました。当科の医師全員がこの手術ができることを目標に、今後も内視鏡下甲状腺手術を普及させていきたいと思っています。

内視鏡下甲状腺手術の流れ

手術は全身麻酔で行います。皮膚切開の位置は、腫瘍がある側の鎖骨下に約3cm鎖骨に沿って切開し（写真1）、切開した周りの皮膚を下方にある筋肉層

からはがしていきます。甲状腺が摘出できるくらい皮膚をはがした後、はがした皮膚をテント状に吊り上げます。

次に首の真ん中に数ミリの穴を開け、そこに内視鏡を通し固定します。「写真2」に示すように内視鏡で映し出される画面を見ながら、前頸筋という筋肉を真ん中で分けると甲状腺が見えてきます。腫瘍がある側の前頸筋を甲状腺からはがし、筋鈎という道具でその筋肉を外側に引っ張ると摘出する甲状腺全体が確認できるようになります（針穴程度の筋鈎を通す穴が首の外側にできます。術後は針穴程度なのでほとんど目立ちません）。

そして、内視鏡を見ながら甲状腺の腫瘍や片側の甲状腺を摘出します。神経刺激装置で反回神経（声帯を動かす神経）をモニタリングし、神経を損傷しないよう手術を行うことが重要です。甲状腺を摘出した部分に血液や浸出液が貯留しないよう誘導管（ドレーン）を約5日間留置しておき、術後7日目に

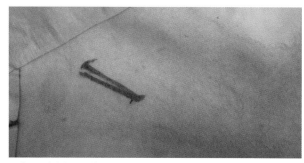

写真1　皮膚切開の位置

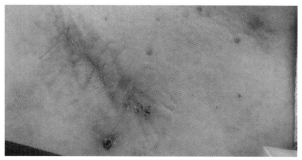

写真3　術後の創

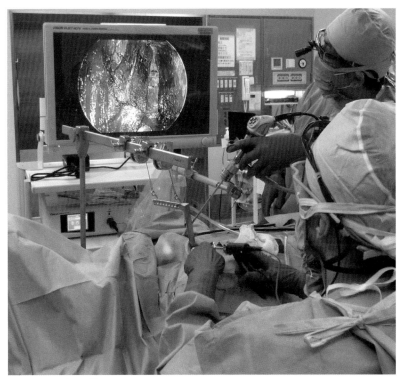

写真2　手術中の風景

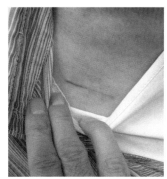

写真4　術後2か月

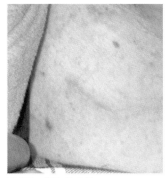

写真5　術後10か月

抜糸した後に退院となります。

「写真3」は術後2週間後の創の状態です。カメラを通した穴はほとんど目立たず、鎖骨の下の皮膚切開の跡も服に隠れる位置になっています。さらに手術をしてから時間が経過すると傷跡が落ち着いてきます（写真4、5）。

内視鏡下甲状腺手術の適応基準

当院の内視鏡下甲状腺手術の適応についてお話しします。

良性腫瘍で手術を必要とするのは、腫瘍が大きいため美容上摘出を希望した場合に行うことが多いのですが、あまりに大きい腫瘍は内視鏡下で摘出するのが困難な場合があります。当院では、長径が5cm以下の腫瘍を内視鏡手術の適応としています。バセドウ病は術中出血しやすい場合があり、出血への対応がまだ技術的に困難であることから、内視鏡だけでの摘出は行っていません。濾胞性腫瘍で良悪性の判断のための手術が必要な場合は、内視鏡下甲状腺手術のよい適応と考えています。

悪性腫瘍については、乳頭がんが甲状腺がんで一番多い種類ですが、リンパ節転移をきたしやすいと

されています。特に、気管のそばのリンパ節に転移を認めることが多いのですが、反回神経の周囲の処理に技術が必要なため、術前に明らかなリンパ節転移があるものは適応としていません。また、反回神経の周囲に腫瘍を認め、気管に癒着していると考えられる場合も、内視鏡手術は困難と考えています。

当院では、早期の甲状腺分化がんでリンパ節転移がなく、大きさも小さく気管から離れた位置にあるものを適応としています。甲状腺腫瘍の患者さんで、首に皮膚切開の跡ができることで手術をためらっている方は、一度医療機関で相談することをお勧めします。

耳鼻咽喉科の特徴

部長
さとう　えいすけ
佐藤　栄祐

当院では、耳鼻咽喉科にて甲状腺手術を行っています。今回紹介しました内視鏡カメラを用いた甲状腺腫瘍の手術は、2016年保険適用となり2018年より実施しています。5cm以下の良性腫瘍や転移のない甲状腺がんなど、症例を選別して手術を行っています。手術の創を目立たない場所にできればと思っている方は、専門医に相談してください。

がん手術治療のいま
～頭頸部がんから甲状腺がんまで～

舌がん・中咽頭がんの手術について

　舌がんは、耳鼻咽喉科で治療するがん（頭頸部がんといわれています）の代表的なものです。

　舌がんの患者さんの多くは手術により治療します。がんが3cmくらいまでの大きさであれば、部分切除を選択します。舌の一部を切除し、残った舌を縫い合わせて傷を閉じる術式です。手術後に食べにくさや話しづらさがありますが、切除が大きくない場合はそれほど生活に支障はありません。

　一方、がんが進行して大きくなった場合には、舌半切などの拡大切除を選択します。舌の半分以上を切除する手術では、切り取られた部分が大きくそのままでは傷が治らないため、自分の体の一部（自家組織と呼び、お腹や脚の皮膚と筋肉を使用します）を血管ごと移し替えて欠損部を覆います（図1、形成外科医による再建術）。手術後に、患者さんが食事や会話のリハビリを一生懸命している姿を見ると、とても勇気づけられます。

　口を開けたときに見える奥の壁、いわゆる"のど"は中咽頭と呼びます。中咽頭がんは耳鼻咽喉科以外では手術ができないがんです。中咽頭がんの治療は、手術のほかに放射線治療も多く実施されています。中咽頭がんの手術は舌がんの手術と同様に、部分切除の場合と拡大切除の場合があります。

喉頭がん・下咽頭がんの手術について

　喉頭はのどぼとけや声帯を含む部分で、軟骨で囲まれています。首の表面近くに位置するため、飲み込んだときに上下に動くのが見えます。喉頭は声を出すだけではなく、物を飲み込むときにとても重要な働きをします。

　喉頭がんの治療でも、手術や放射線治療を選択します。手術は舌がんや中咽頭がんと同様に、部分切除と拡大切除があります。

　部分切除の場合、かすれ声にはなりますが手術後に自分の声で会話ができます。しかし、拡大切除の場合は再建することはできないため、手術後は自分の声が出せなくなります。また、呼吸も鼻ではなく、永久気管孔と呼ばれる首に開けられた孔からになります（図2）。ただし、食道発声や電気喉頭、ボイスプロテーシス（永久気管孔に留置するシリコン製チューブ）による発声ができる場合もあります。手術後は、普通に食事ができることを目標としています。

　喉頭の奥にある下咽頭も部分切除と拡大切除があります。拡大切除の場合は喉頭まで一緒に切除することになります。この場合はかなり大きく切り取ることになるため、小腸を用いた再建術が必要です。手術後は大きなものは食べにくくなりますが、食べてはいけないものは多くはありません。

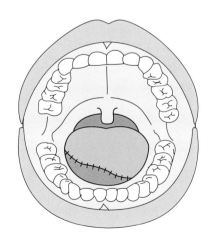

図1　舌がん再建後

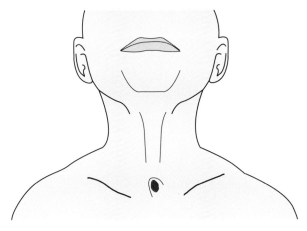

図2　喉頭がん切除後

耳下腺がん・甲状腺がんの手術について

耳下腺は耳の下にある臓器で、唾液を作る働きがあります。

耳下腺がんの手術は、ほぼ耳鼻咽喉科で行っています。耳下腺を切除した場合、唾液が少なくなって困るということはまずないですが、顔面神経麻痺の危険性があります。顔面神経をなるべく損傷させないために、神経刺激装置を用いて神経をやさしく温存するようにしています。顔面神経麻痺が全く起こらないこともあります（図3）。

甲状腺も首にあるため、近年では耳鼻咽喉科で手術を受ける患者さんが増えています。耳鼻咽喉科はのどや口だけでなく、首の手術も多く実施しています。

甲状腺手術では、反回神経麻痺による声帯麻痺や

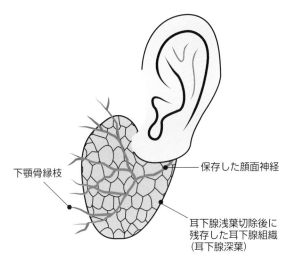

下顎骨縁枝

保存した顔面神経

耳下腺浅葉切除後に残存した耳下腺組織（耳下腺深葉）

図3　耳下腺がん切除
（出典：日本頭頸部癌学会ホームページ「頭頸部がんの切除手術」）

かすれ声の危険性がありますが、手術後に患者さんが会話を楽しんでいる姿を見ると、私たちもとてもうれしいです。

頭頸部がん患者さんの動向と今後の治療の展望

日本人の高齢化に伴い、頭頸部がん患者数は増加傾向にあります。糖尿病や心疾患などの持病がある方、高齢の患者さんには、それぞれの状態に合わせた治療を心がけています。近年、エコーや画像検査などを受けた際に初期のがんが見つかることもあります。初期のがんに対しては部分切除など、なるべくダメージの少ない手術を実施したいと考えています。

不幸にして再発や転移した方についても、可能な限り良い終末期を過ごせるように、緩和医療にも積極的に力を入れています。状況に合わせて外来や入院で、疼痛管理・栄養管理を行っています。当院の緩和ケアチームには、耳鼻咽喉科医も参加しているので十分なサポートを受けることができます。患者さん本人だけでなく、家族の希望に極力添えるように、在宅医療やホスピスへの連携を行っています。

耳鼻咽喉科の特徴

第二耳鼻咽喉科部長
佐野 塁

甲状腺手術症例も豊富ですが、特筆すべきは頭頸部がんの拡大手術（拡大切除＋遊離皮弁再建）です。下咽頭がんに対する咽頭喉頭頸部食道摘出術＋遊離空腸再建術、舌亜全摘出術や全摘出術、下顎区域切除術、中咽頭拡大切除術、上顎切除術などを積極的に行っています。

頭頸部がん専門医が頭頸部がん病変を切除し、常勤形成外科医が欠損部を再建しています。大学病院やがんセンター以外で、手術を受けられる数少ない施設の1つです。当院形成外科医は、遊離腹直筋皮弁・遊離前腕皮弁・大胸筋皮弁などを使用し再建しています。

チームで行う床ずれ対策

脊髄損傷患者さんに対する床ずれ対策

　当院においての他院にない特徴的な床ずれ対策といえばこれです。

　脊髄損傷によって下半身が不自由となり、車いす生活を余儀なくされた患者さんが、リハビリテーション科や泌尿器科を目的として連日多くの方が受診します。そのため、車いすにより床ずれとなる患者さんも多くみられます。

　当初は、床ずれの治療のみを行っていましたが、動く量の多い車いす患者さんは手術で床ずれを閉鎖しても、すぐにまた再発してしまうことがありました（図1）。そこで現在は、生活環境の改善や患者さん自身の行動を変えることなど、再発予防に重点を置いて取り組んでいます。

　他院から、なかなか治らない床ずれの患者さんを手術目的に紹介された場合でも、通常はすぐに閉鎖手術の適応とすることはあまりありません。まずは、なぜ治りにくいかを突き止めるために、形成外科医だけではなく、外来看護師や皮膚排泄ケア認定看護師などにより、その患者さんの日常生活動作や仕事および家庭での生活環境などを聞いて、情報を蓄積して共有します。その後、ひとまず改善できそうな指導などを行います。2〜3週間後の再診時に再び床ずれの状態を評価し、さらに改善点などがあれば検討し、また指導するということを繰り返します。

　初めは手術で床ずれ閉鎖を熱望していた患者さんも、普段の生活を送りながら仕事もできるようになると、そのまま保存療法での治療を受け入れる方も多くなり、外来通院を続けながら治る方も多くみられます。また、通院を続けながら除圧動作などをしっかり行えた患者さんは、床ずれの再発率も低くなる傾向があります（図2）。

　保存療法で治癒しない患者さんを対象に、外来で形成外科医・外来看護師・皮膚排泄ケア認定看護師による褥瘡（床ずれ）カンファランス（検討会）を毎月行っています。外来の短い時間では、なかなか有効な指導ができないことがあります。しかし、多くの医療者で意見交換をすることによって、違うアプローチができる場合もあり、1人では気づかなかった指導ができるようになることもあります。

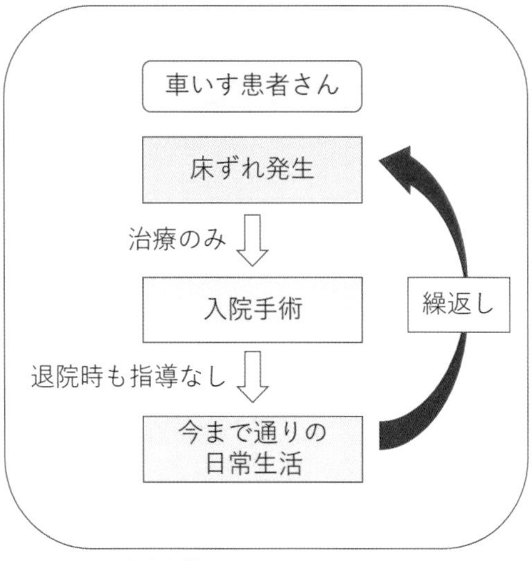

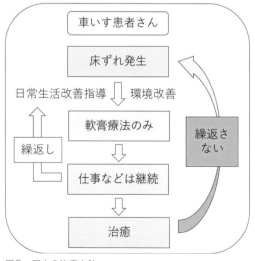

図1　以前の治療方針

図2　現在の治療方針

若くて動く量の多い脊髄損傷患者さんが、今後の長い人生において床ずれで悩むことが少しでもなくなるように、その特性を理解して個々に見合った指導を行っていきたいと思います。

なお、下半身麻痺になる原因として、次の2つがあげられます。

① けがによる場合（交通事故や労働中の転落などによる脊髄の骨折など）

② 病気による場合（大動脈解離や術後の予期せぬ麻痺、生まれつきの麻痺など）

どちらかというと、けがによる場合の方が回復期のリハビリなどを主治医から積極的に勧められることが多く、逆に病気による場合は、主治医は病気の治療そのものに重きを置くことが多いため、回復期のリハビリが後回しになる傾向があります。

また、生まれつきの麻痺などでは、幼少時には家族の手厚い介助により生活も成り立つため問題にならなくても、本人が成人して一人暮らしを行うようになって初めて床ずれが現れることもあります。そこで、現在の床ずれの状態のみを見るのではなく、過去の病歴や受診歴、リハビリ歴などを把握した上での生活指導・環境整備が大切となります。

下半身麻痺の方で、病院で治療中にもかかわらず、なかなか治らない床ずれ治療に悩んでいる方は、一度、専門医に相談することをお勧めします。治療後も再発しないような方法を考えることが重要です。

床ずれ（褥瘡）対策チームとは

前述の脊髄損傷患者さんも含め、一般の入院患者さんの床ずれに対しても、形成外科医師・皮膚排泄ケア認定看護師・管理栄養士・薬剤師・理学療法士からなるチームで、その名の通り、院内の床ずれに対する予防・ケア・治療を担っています。

現在、多くの病院で緩和ケアチーム・栄養サポートチーム・認知症チームなど、さまざまなチーム医療が活躍していますが、その中でも褥瘡（床ずれ）対策チームは先駆けとなるチームであり、当院でも最も古くから活動しています（写真）。

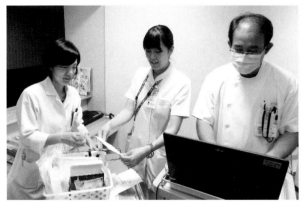

写真　褥瘡対策チーム

1998年に日本褥瘡学会が設立される前までは、床ずれ対策として系統立った予防法や治療法が確立されておらず、皮膚科医師や形成外科医師、場合によっては看護師のみがそれぞれ独自に、軟膏処置や手術など床ずれの治療を手探りで行っていました。同学会が設立されたことで床ずれに対する治療は大きく変わり、皮膚ケアや予防対策および栄養管理といったチームによる治療・予防が有効であると広く認知されるようになりました。

今ではチーム医療が当たり前となり、ガイドラインも作成されています。一般の患者さんに対し、入院時にマットの選定から予防ケアまで、床ずれ予防対策が必ず行われるようになり、入院中に床ずれが悪化するようなことは少なくなりました。また退院するまで、全身状態に応じて適切な治療を行っています。

形成外科の特徴

部長
加藤 友紀（かとう とものり）

形成外科の診療三本柱である外傷・腫瘍・先天異常を中心に診療を行っています。その中でも当院の特徴は、脊髄損傷後の車いす患者さんの床ずれ治療です。再発予防に重点を置いて原因に応じた対処指導を行い、必要に応じて手術治療も行っています。

また、耳鼻咽喉科や外科などと合同で頭頸部や胸腹部のがん手術に伴う再建手術を積極的に行っています。眼瞼（まぶた）下垂などの眼科形成治療も数多く手がけており、さらに完全予約制ではありますが、トレチノインによるシミ治療も行っています。

体にやさしい小切開手術
——ミニマム創内視鏡下泌尿器科手術

小切開手術は、どんな手術？

小切開手術は、正式には腹腔鏡下小切開手術といい、別名「ミニマム創内視鏡下泌尿器科手術」とも呼ばれています。ミニマム創とは、目的の臓器を摘出するために必要な最小限の創（傷）のことです。

前立腺がんに対して行う根治的前立腺摘除術を例にして図示します。「図1」の左側は、従来の開腹術の切開創で、「図1」の右側は、小切開手術の切開創です。小切開手術で行った傷跡は、従来の開腹術で行った傷跡に比べて明らかに小さく、パンツに隠れる程度の大きさです。なぜ、このような小さな創（傷）で手術ができるのでしょうか？

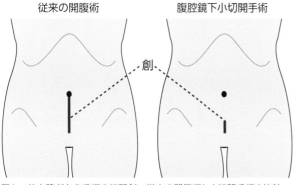

図1　前立腺がんの手術の切開創、従来の開腹術と小切開手術の比較

「図2」を利用して説明します。

まず、目的の臓器が摘出できるサイズか、もしくはやや大きめの切開を加えます。そして、体の中で臓器の摘出に必要な空間を作成します。この空間を利用して、術者は創（傷）の直下は自分の目で見ながら（直視）、奥が深くて直視できない場所は内視鏡を併用して手術操作を進めます。最終的に、この小さな創（傷）から臓器を摘出し手術を終了します。

小さな創（傷）から手術を行い、体内でもより小さい空間で臓器の摘出を心がけるため、体への侵襲（負担）が少なく、体にやさしい手術といえます。

小切開手術の長所と短所は？

小切開手術の長所は創（傷）が小さく、体にやさしいだけではありません。すべての手術操作は内視鏡のモニター画面上で、手術参加者（術者、助手、看護師）の観察下に行われますので、安心して手術を受けてもらえます。

一方、腹腔鏡手術（小切開手術ではありません）は、体の中で手術操作する空間を作るため、炭酸ガスを体内に送り込む操作（気腹）が必要になります。小切開手術では気腹は行わないため、気腹に伴う合併症が生じることはありません。

また、地球温暖化が話題になっている昨今、炭酸ガスを使用しない小切開手術は環境にやさしい手術ともいえます。さらに、この小切開手術は原則、腹膜を温存して手術（腹腔内に手術操作が及ばない）を行うため、腹腔内操作に伴う腸閉塞などの合併症はほとんど起こりません。

短所は小さい創から手術を行うため、従来の開腹術に比較して手術時間が長くなる傾向があります。

手術の長所	手術の短所
術後の疼痛が軽減され、入院期間も短く、傷も小さく目立ちにくい低侵襲手術である	狭い空間で行う手術では操作に制限があり、開腹手術と比較して手術時間が長くなる
内視鏡を併用することで手術に参加している手術参加者全員で手術操作を確認でき、拡大視も可能である	手を創内に入れて用手的操作ができないため触診ができない（ただし切開創を延長すれば可能になる）
腹腔鏡手術で必要な気腹操作、腹腔内操作は行わないため、付随する合併症は起こりにくい	
手術が難渋した場合、切開創を延長し容易に開腹手術に変更できる	

表1　小切開手術の長所と短所

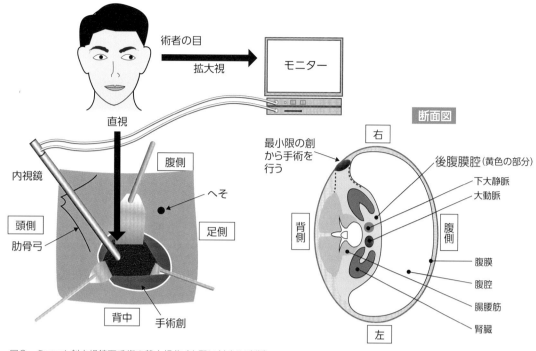

図2　ミニマム創内視鏡下手術の基本操作（右腎に対する手術）

患者さんのメリット	両者のメリット	医療者側のメリット
術後の疼痛が軽減される	内視鏡を併用するために手術操作を複数の手術参加者(医師、看護師等)が観察可能となる	腹腔鏡手術で使用する使い捨てのトロカーポート等の器具を使用しないので経済的である。小切開手術に必要な器具はほとんどが再利用できる
入院期間が短くなる	内視鏡を創から挿入して拡大視ができる	傷が小さいため予防的抗菌薬の使用量を抑えることができ、経済的である
傷が小さいので目立ちにくい	腹腔鏡手術では気腹に伴い炭酸ガスが必要になるが小切開手術では使用しないため、環境にやさしい手術である。また気腹に伴う合併症も起こり得ない	個々の手術の難易度に応じて切開創の長さを変えることができる
	原則、腹腔内での操作は行わないので術後腸閉塞等の消化管の合併症が起こりにくい	

表2　小切開手術のメリット

どんな病気に小切開手術を行うの？

　泌尿器科の領域では、前立腺がん・腎がん・尿路上皮がん（腎盂がん、尿管がん、膀胱がん）、副腎腫瘍などの病気で行っており、ほぼ、がんに対する手術です。

小切開手術はどこの病院で受けられる？

　日本ミニマム創泌尿器科内視鏡外科学会ホームページ内に、令和元年度腹腔鏡下小切開手術施設基準医認証者一覧が掲載されています。当院でも施行可能です。

　また、泌尿器科の手術には、腹腔鏡下小切開手術以外にも低侵襲手術として、腹腔鏡手術やロボット支援腹腔鏡下手術もあります。主治医の先生とよく相談してください。

泌尿器科の特徴

部長
たかぎ　やすはる
高木　康治

当科は皆さんがイメージしているより守備範囲が広く、多様な病気を扱っています。例えば、1）膀胱・腎臓・前立腺などのがん、2）耐え難い痛みを引き起こす尿路結石症、3）尿に菌がつき、引き起こされる急性膀胱炎・腎盂腎炎、4）尿の回数が増えたり、尿漏れを起こす過活動膀胱、5）膀胱にたまった尿が出なくなる男性特有の前立腺肥大症など、さまざまな病気があります。
また、尿路結石症に対して、体外から衝撃破で結石を粉々にする体外衝撃波結石破砕術、遠隔操作が可能になったロボット支援腹腔鏡下手術など、最先端の技術がいち早く導入されるのも泌尿器科の特徴です。

尿路結石の痛み、発症の恐怖
～最短１日で根本解決～

のたうち回る痛み!?　尿路結石とは

　海水を干すと塩ができるように、尿成分が結晶化すると石ができます。これが尿路結石です。

　尿路結石は知らぬ間に体内で出来上がり、ある日突然、尿管にハマって激痛を生じます（場所により腎結石、尿管結石、膀胱結石と呼び名が変わります）。その痛みは、心筋梗塞や痛風発作とともに俗に「世界３大激痛」と呼ばれるほど。お産なども激痛として有名ですが、それより強いといわれているのです。一方で、この痛みには波があり、痛くないときは痛くない。ですから、鎮痛剤で一時的に痛みが治まれば経過観察となることも多いのです。

　石の大きさや位置によっては、自然に体外に出ることもあります。できればそれが最も楽なのですが、石が流れ出る途中でまた激痛を生じる場合もあり、患者さんは「またいつあの痛みが来るか」と、怯える日々を過ごすことになります。

　当科では、その恐怖や不安も患者さんの苦痛と捉え、状況に応じた適切な選択肢を提示します。多くの病院は積極的に治療を行う場合でも週～月単位で待ち時間がありますが、当科では要望に応じて発症当日～翌日にも、緊急的に結石の治療を行える体制を敷いています。

診断と治療：自分で選ぶ治療法と時期

　自然排石を待つ以外の積極的治療は、大きく分けて、①体外衝撃波結石破砕術（ESWL）、②経尿道的尿路結石除去術（TUL）、③経皮的結石破砕術（PNL）の３つです。

　①は体外から衝撃波を当てて石を割る、②は尿の出口から細い内視鏡を入れて石を除去する、③は背中から腎臓に直接細い穴をあけ、内視鏡を入れて石を除去する手術です。体を切ることなく、割れたかけらも除去できる確実性から、設備と技術の整った専門病院では②が選択されることが多く、より重度のものは③が適応となります。

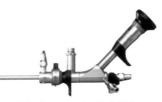

図2　TUL用軟性鏡：URF-V2（画像提供：オリンパス株式会社）

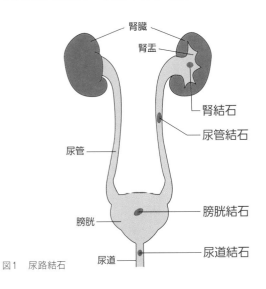

図1　尿路結石

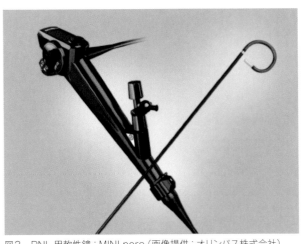

図3　PNL用軟性鏡：MINI perc（画像提供：オリンパス株式会社）

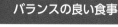

水分をたくさん摂る	バランスの良い食事	尿のアルカリ化

1日2リットル以上
（水・麦茶・ほうじ茶など）

1日3食の栄養バランス

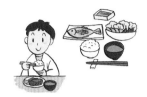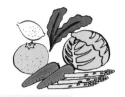

摂り過ぎに注意

●動物性タンパク質やプリン体
　・肉類やアルコールは控えめに
●高カロリー食品
　・脂肪や油の多い料理
●糖分や塩分を多く含む食品や飲料
●シュウ酸を多く含む食品や飲料
　・ほうれんそう、たけのこ、チョコレート、紅茶など

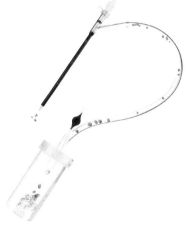

積極的に摂る

●植物性タンパク質を多く含む食品
　・大豆製品（納豆、豆腐など）
●低脂肪の食品
●尿をアルカリ化する食品
　・野菜類（緑黄色野菜）、海藻類
●カルシウムを多く含む食品
　※シュウ酸の多い食品は、カルシウムと一緒に摂ると良い

図5　再発予防の食事療法

図4　PNL用アクセスシース：ClearPetra（画像提供：株式会社アダチ）
石を割ると同時に、破砕片を排出させることができます

　当院では、結石破砕に用いるレーザー機器や内視鏡（図2～3）は高い水準の設備を取り揃え、③の手術に用いるクリアペトラという最新の器具も中部地方で他院に先駆けて導入しました。これら万全の体制を基に、患者さん一人ひとりの状況・希望に応じた治療の選択や、その時期を共に考えます。

石が出たら「はいサヨナラ」じゃダメ？

　自然に体外へ出てくるにしろ、薬や手術などの治療で取り去ったにしろ、石がなくなればもう安心！元通りの日常が戻ってきます。ただし、そこには気がつきにくい落とし穴も…。実は尿路結石は、一度経験した方はその後も何度も再発してしまう可能性

があるのです。

　「何故あなたの体は石ができてしまったのか」に目を向けてみましょう。まずは、毎日十分な量の水分を摂って、薄い色のおしっこを出そう、というのがお伝えしたい大前提。加えて、あなたの普段の食生活・生活習慣はいかがですか。「図5」にあるような要注意食材を多く摂り過ぎてはいませんか。健康のためにと摂取しているサプリメントや、取り寄せの特別美味しい水なども、ものによっては尿路結石にはかえって悪く働くこともあるのです。

　出てきた結石の成分を調べたり、生活習慣を見直したりすることで、有効な再発予防策を患者さんと共に考え見つけ出す…そこまでが結石の治療であると当科は考えます。

泌尿器科の特徴

副部長
さかもと　ふみとし
坂元 史稔

泌尿器科というと「おしっこ」「性病」……。要はパンツの中だけを診る所と思われがちですが、実は、腎臓・尿路・生殖器・前立腺・副腎・そのほか後腹膜領域疾患をすべて担います。がんや尿路結石などの手術も多種多様に行い、近年発展の著しい内視鏡治療やロボット手術に関しても、泌尿器科は他科に先駆けて先進的な実績を残しています。当院では結石治療を積極的に行うために内視鏡手術設備を整えており、さらに国内企業によるものとしては初の最新手術ロボットを導入予定です。

ボツリヌス療法
飲み薬で治らない頻尿・尿漏れをあきらめない！

生活の質をおとす、トイレ事情

　頻尿（ひんにょう）・尿漏れの原因には大きく分けて、過活動膀胱と神経因性膀胱という病気があります。

　膀胱にうまく尿がためられなくなる過活動膀胱の患者さんは、国内の調査では40歳以上の８人に１人いると推定されていますが、発症メカニズムはまだ十分に解明されていません。

　また、脳や脊髄（せきずい）の病気（脳卒中や脊髄損傷など）が原因で排尿トラブルが生じる病気を、神経因性膀胱といいます。どちらの病気も頻尿・尿漏れのため、常にトイレが気になってしまい、日常生活にさまざまな支障をきたします。

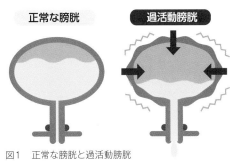

図1　正常な膀胱と過活動膀胱

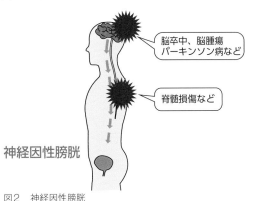

図2　神経因性膀胱

新しい治療法 —— ボツリヌス療法

　頻尿・尿漏れの対処方法として、まず尿検査や超音波検査などを行い、原因に応じて治療法の選択をします。一般的には生活習慣の見直しに加えて、薬物治療を行います。

　現在、多種類の薬が発売されており、選択の幅は広がっていますが、副作用のため内服継続が困難になる患者さんや、薬ではコントロールできない難治性の患者さんもいます。そのような患者さんには、排せつに関係する神経に対して、持続的に電気刺激を行う装置を体内に埋め込む治療法や、膀胱の容量を大きくするような外科的手術もあります。ただし、体への負担の大きさが問題となります。

　2020年、ボツリヌス菌が作る天然のたんぱく質「ボツリヌストキシン」を膀胱の筋肉に直接注射する新しい治療法が保険適用となりました。この治療は、泌尿器科医がカメラで膀胱内を観察しながら専用の針で穿刺（せんし）*し、注射をしていきます。注射は10〜20分ほどで終了するため外来でも行えます。通常、治療効果は２〜３日で現れ、個人差はありますが、過活動膀胱の場合は４〜８か月持続するとされています。効果がなくなってきたら医師と相談の上、改めて治療を行う必要性があります。

＊穿刺：針を刺すこと

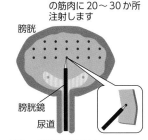

膀胱鏡を使って、膀胱の筋肉に20〜30か所注射します

膀胱

膀胱鏡

尿道

図3　ボツリヌス療法

泌尿器科の特徴

医師
本多 登代子（ほんだ とよこ）

泌尿器科というと、特に女性にはまだまだ敷居が高い科のようです。「おしも」の悩みがあっても、何科にかかっていいのか分からないという方もいます。私たち泌尿器科は、「おしも」の専門家として、悩める患者さんの水先案内人になれたらと思います。まずは1人で悩まず相談を！

性のお悩み…話してみませんか?
——バイアグラだけが治療じゃない!

あなたなら、誰になら、相談できますか?

性とは——。現代においては、もはや単なる生殖のための営みではありません。生活の潤いであったり、楽しみであったり、時に苦であったり、未知への探求や、憧憬をはらむものでもあるかもしれません。多種多様な性のあり方が認知され始め、かつては公に語ることもはばかられていた「性」へ、いま、社会が向き合い始めているのです。

しかし、「その性に困ったとき。相談できる場所は、社会の中にとても少ない。仲の良い友人や家族にだって、なかなか話しにくいですよね」。困っているのに誰にも相談できず、時とともにあきらめていくのは、とてもつらいことです。

当院では、特に性機能に困ったときに相談できる場所として、「性機能外来」という専門外来を設けています。完全予約制で、通常診療とは時間帯も分けているため、皆さんの話をじっくり聞いて、しっかり相談ができます。待合で顔が合ったとしても、同じく性にお悩みを持つ方々ですので、気兼ねなく受診ができる外来です。

性機能障害って、いろいろ

性機能の障害といって思い浮かぶことは? 陰茎の勃起不全（ED）くらいでしょうか? そして、「じゃあ、バイアグラ（シルデナフィルクエン酸塩錠）」「それがダメならあきらめだ」とか? おそらく、そんなイメージが一般的ではないでしょうか。

しかし、バイアグラを始めとするED治療薬以外にも、EDへの治療の選択肢はあります。「バイアグラだけが治療じゃない」のです。

意思と関係なく、勃起が数時間以上持続してしまう持続勃起症や、陰茎にしこりができて硬化変形するペロニー病などは、手術を要する場合もありますし、射精の障害（早漏・遅漏・射精不能）か無オルガスムなどは、勃起とはまた別の問題です。ほかにも性交時の痛みやマスターベーションのやり方、さらには性的嗜好の相談など、性のお悩みの間口は非常に広いのです。

これら性機能障害は、不妊の問題にもつながっており、男性側が原因となる不妊のなんと13.5%を占めています[1]。

また、性機能障害は脳やホルモン系の病気が原因のこともあれば、糖尿病など生活習慣病との関連も強く、心筋梗塞や脳梗塞の前兆として現れる場合もあります。「おしも」に注視しつつ、体全体も視野に入れねばならないのです。

これらを専門的に診ている病院は全国的にも極めて少なく、当院は希少な専門施設として、プロ意識を持って日々診療を行っています。お悩みの際は、遠慮なく受診してください。

【参考文献】
1) 我が国における男性不妊に対する検査・治療に関する調査研究（厚生労働省子ども・子育て支援推進調査研究事業）平成27年度総括・分担研究報告書

泌尿器科の特徴

副部長
坂元 史稔
さかもと ふみとし

泌尿器科というと「おしっこ」と「性病」……。要はパンツの中だけを診る所と思われがちですが、実は腎臓・尿路（腎盂・尿管・膀胱・尿道）・生殖器（陰茎・陰嚢・精巣・陰唇など）・前立腺・副腎・そのほか後腹膜領域の疾患をすべて担当します。これらにトラブルがあれば、検査・診断に始まり、投薬治療・手術・抗がん剤治療に至るすべてを行うため、内科的知識と外科的技術と柔軟な思考力が必要とされる専門性の高い科です。

さらに明るい笑顔になってもらいたい
～顎矯正手術で顔のゆがみ・かみ合わせを治療～

顎変形症とは

顎変形症（がくへんけいしょう）は、上あご（上顎（じょうがく））や下あご（下顎（かがく））の位置・かたち・大きさの不調和によって、かみ合わせの異常と顔の変形が現れる疾患です。原因は不明ですが、あごの成長のアンバランスによるものと考えられていて、多くの場合、思春期にあごが急成長するときに症状が明らかになります。

顎変形症は、上顎と下顎の位置によって分類されています（図1）。このような状態では、うまくかめなかったり（不正咬合（ふせいこうごう））、発音に支障が出たり（構音障害（こうおんしょうがい））、あごの関節が痛くなったり（顎関節症（がくかんせつしょう））といった症状が出ます。前歯が出ていたり、「受け口」の方などは、人知れず容貌（ようぼう）に悩んでいることも少なくありません。

成長期のお子さんなら矯正歯科治療であごの発育をコントロールできる場合もありますが、骨の成長が終了した16歳以降ですと、矯正歯科治療とあごの手術（顎矯正手術）を組み合わせた外科的矯正治療の適応になります。

矯正治療、入院・手術から訓練まで

図1のように、上下顎骨の不調和が大きい場合には、外科的に矯正する顎矯正手術の適応となります。

顎変形症の治療では、矯正歯科医と外科医との協力・連携によって治療計画を立てます。手術の前に半年～1年半の間、矯正歯科治療を行い、手術によって骨を移動した後にかめる状態になるまで歯を移動します。手術後数日間は安静のため、あごが動かな

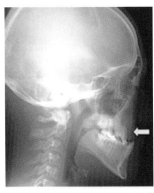
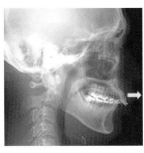
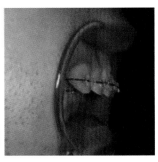

上顎後退症

上顎前突症

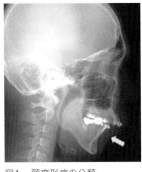
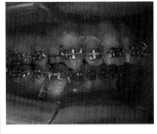
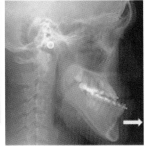
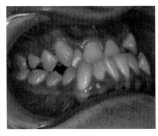

下顎後退症

下顎前突症

図1　顎変形症の分類
（日本口腔外科学会HPより https://www.jsoms.or.jp/public/disease/setumei_gaku/）

いようにゴムなどで固定しておきます（顎間固定）。その間は、口から流動食を摂ってもらいます。

　入院期間は7〜14日で、日常生活に支障のない状態で退院してもらいます。退院後も歯の位置の微調整をするために術後矯正歯科治療を行い、口を開ける訓練（開口訓練）を行い、あごの骨が安定するまで、食事のとき以外は上下の矯正装置に自分でゴム（顎間ゴム）をかけておく必要があります。ゴムをかけたままでも、話しをすることはできます。

　「顎口腔機能診断施設」の届け出を出している施設では、健康保険が適用されます。その場合、入院および手術費用も保険適用になります。また、高額医療費の対象となるため、申請をすれば医療費の一部が返還されます。

あごや顔の機能調和をめざす ──顎矯正手術

　顎矯正手術は非常に困難とされてきた手術ですが、安全に行うための手術機器の開発、手術手技の改良により標準化され、近年では、国内でも年間3,000例の手術が行われています。

　手術は全身麻酔下で行います。下顎は下顎枝矢状分割術（図2）、上顎はLeFortⅠ型骨切り術（図3）の適応になることが多く、骨片はチタン製ミニプレートで固定します。口の中から行うので、顔に傷がつくことはありません。十分な痛み止めを使いますので痛みで苦しむようなことはありませんが、術後の腫れ、口が開かないこと、流動食の摂取などには数日間辛抱が必要です。

　あごの変形が治り、正常なかみ合わせが得られること、それに伴う顔貌の改善が得られる喜びは、長期間の治療や手術の大変さを上回るものと思います。

　顎矯正手術の計画にあたって一番大切なのは、患者さんに合った適切な方法（矯正治療と手術との組み合わせなど）を探すことです。当科では、見た目の改善だけではなく、あごや顔面の持つ重要な機能の調和をめざして治療計画を立て、安全で精度の高い手術が行えるよう努力しています。

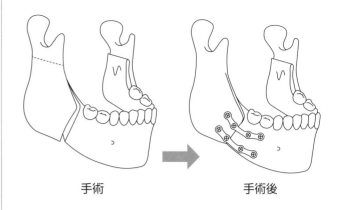

図2　下顎骨形成術による骨片のプレート固定

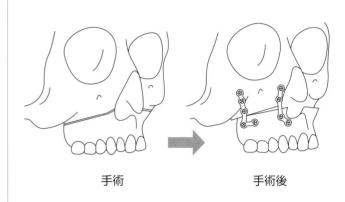

図3　上顎骨形成術による骨片のプレート固定

歯科口腔外科の特徴

部長
鶴迫 伸一（つるさこ しんいち）

歯科口腔外科は地域の医療機関や関連各科と連携して、口腔・顎・顔面ならびにその隣接組織にみられる疾患の治療を行っています。対象となる疾患は、手術や入院、高度な医療機器による検査が必要となる疾患で、外傷・炎症・嚢胞・腫瘍・先天異常・顎変形症・顎関節症・埋伏歯・閉塞性睡眠時無呼吸症候群などです。特にインプラント治療と外科的矯正治療は専門的に行っています。

胃がん・大腸がんの早期発見に貢献!
—— 進歩する消化管内視鏡

最新システムの導入

厚生労働省によると、2018年の日本人の死因で最も多かったのは「がん」で亡くなった人は、約37万人（男性22万人、女性15万人）でした。その中で、胃がんが第3位、大腸がんは第2位と上位を占めており、早期発見・早期診断はがんの予後を左右する重要な要素です。[*1]

当院では、消化器がん（胃や大腸など）の検査用機器として用いる消化管内視鏡については、医療機器メーカーより2020年7月に発売された最新システムを2021年12月に導入予定です。胃がんや大腸がんについて、より確実な診断や治療に貢献できるものと考えています。

*1 予後：今後の病状についての医学的な見通し

消化器内視鏡の主な特徴

1. 画像強調観察機能（図1）

特定の光を照射することにより、粘膜表面の毛細血管を強調して表示できる機能です。拡大観察を併用することで、がんの悪性度やがんの範囲を把握する機能が格段に優れたものとなりました。

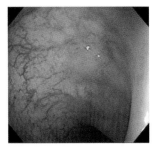
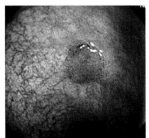

図1　画像強調観察で病変部が明瞭に分かります
（画像提供：佐野病院 佐野寧先生）

2. 広範囲に焦点のあった画像を構成できる機能（図2）

近距離と遠距離のそれぞれに焦点のあった2つの画像を同時に取り出して合成することで、広範囲に焦点のあった内視鏡画像をリアルタイムに得ることが可能となりました。これにより、検査時間の短縮や病変の診断精度の向上などが期待できます。

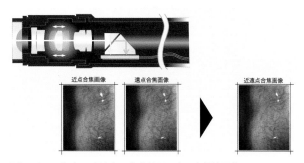

図2　リアルタイムに得られる焦点範囲の広い内視鏡画像
（画像提供：オリンパス株式会社）

3. 出血部位の視認性を向上させる機能（図3）

3つの異なる波長の光を照射することにより、深部血管や出血部位を目で見たときに、どのような状態なのか把握しやすくなりました。内視鏡治療中に出血をきたした場合など、出血している場所を特定して止血処置を確実に行うことができ、より安全で効率的な治療に役立ちます。

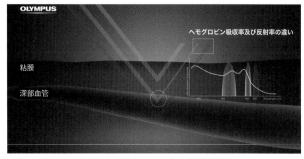

図3　内視鏡治療・処置に新時代をもたらす新狭帯域光
（画像提供：オリンパス株式会社）

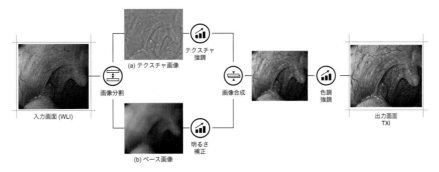

図4 「構造」「色調」「明るさ」の3要素を最適化する新画像処理機能
（画像提供：オリンパス株式会社）

4. 画像の3要素「構造」「色調」「明るさ」を最適化する機能（図4）

通常観察では発見しづらい、早期のがんや前がん病変（今後がんに変わる可能性があるポリープなど）に対して、この機能を活用することにより、粘膜表面の微小構造変化[*2]や色調変化を把握することが可能となりました。病変の発見率向上に寄与するものと期待しています。

*2 微小構造変化：光学顕微鏡では判別できないくらい細かな構造

早期発見・早期診断が発生リスクを減らす

大腸内視鏡でポリープの大部分を占める腺腫を見つける割合を、「大腸腺腫発見率」といいます。

この発見率が高い医師は、大腸がんの危険をより確実に減らし、大腸がんによる死亡も減少していることが報告されました。具体的には、大腸腺腫発見率が1％上がるごとに、大腸がんの発生リスクは3％下がる可能性があるといわれています。

新しい内視鏡システムを利用することにより、がん患者さんの予後を左右する重要な要素である早期発見・早期診断が可能となります。ぜひ、専門機関で消化管内視鏡検査を受けてください。

ピロリ感染を内視鏡検査で確認

胃がんの原因として、明らかなものに「ヘリコバクター・ピロリ感染」があります。国立がん研究センターの報告によると、ヘリコバクター・ピロリ菌に感染している人は、感染していない人に比べ、胃がんを発症する危険性が5倍ほど高くなると報告されています。

ヘリコバクター・ピロリ菌は、胃酸による過酷な環境下で胃内に生息できる細菌で、感染経路ははっきり解明されていませんが、口から体内に入り込み胃の中にすみつくことが分かっています。ヘリコバクター・ピロリ菌に感染すると胃炎が起こり、内視鏡で観察すると「萎縮性胃炎」という特徴的な胃炎がみられます。

萎縮性胃炎は、胃全体が赤くなったり、胃のヒダが太くなったり、胃粘液が増えてネバついていたりといった所見を認めます。内視鏡検査でこれらの所見があった場合は、ヘリコバクター・ピロリ菌の感染を考え、感染があるのかないのかを調べていきます。

感染していることが分かれば、3種類の薬を1週間内服してもらう除菌療法で治療が行えます。ただし、除菌治療の対象は「内視鏡検査によって胃炎の確定診断がなされた患者」となっているので、ヘリコバクター・ピロリ感染に対し、保険診療で治療を受けるには内視鏡検査を受けてもらい胃炎があることを確認する必要があります。胃もたれや胸やけといった胃炎が疑われる症状があれば、専門機関で内視鏡検査を受けてください。

【参考文献】 * New England Journal of Medicine.2014;370:1298-1306

消化器内科の特徴

部長
宿輪 和孝（しゅくわ かずたか）

当科では、食道・胃・大腸などの消化管や、肝臓・胆嚢・膵臓などの消化・吸収にかかわる臓器の疾患を対象に、診断から治療まで幅広い診療を行っています。
可能な限り高度で、体に負担の少ない検査・治療が行えるよう、最新鋭の光学・電子機器を取り揃え、腹痛・下痢といった「よく起こる症状」と関連した疾患を診療しながら、患者さんの「生活の質」を考慮した高度な医療を提供できるよう努力をしています。

体にやさしい心臓治療
—— 心房細動のカテーテルアブレーション

心房細動の自覚症状

　不整脈の中で日頃から最も多く診ているのが、心房細動（しんぼうさいどう）の患者さんです。一般的な自覚症状は動悸・息切れ・めまい、胸の違和感などですが、中には自覚症状がない患者さんもいます。

　心房細動は加齢とともに発症しやすくなるといわれており、高血圧や糖尿病、心臓に病気を持つ患者さんなどが心房細動になりやすいといわれています。

心房細動とは

　心臓は上下左右4つの部屋に分かれていますが、上の部屋を「心房」といいます。心房細動は、心房の中で生じた異常な電気興奮により起こる不整脈です。

　心房細動が生じると、まるで痙攣（けいれん）したように心房が不規則に震える状態になります（図1）。心房細動は、最初の段階（発作性心房細動）では自然に止まりますが症状は一時的であるため、自覚症状があっても病院では記録されにくいという特徴があります。しかし、発作を繰り返すうちにだんだん止まりにくくなり、そのうち止まらなくなります（持続性心房細動）。

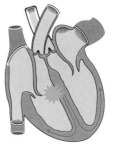 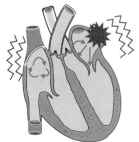

正常な心臓　　**心房細動の心臓**

図1　心房細動では心房が痙攣します

脳梗塞や心不全の原因に

　心房細動になると心房の中で血液が滞り（とどこお）、血のかたまり（血栓）ができやすくなります。この血栓が脳へ運ばれて血管を塞いで（ふさ）しまうと「脳梗塞（のうこうそく）」を発症します（図2）。突然、元気な方に半身麻痺（まひ）や言語障害が起こり、重い後遺症で寝たきりや車椅子生活になり、介護が必要になることもあります。

　また、脈が速くなることで心臓全体に負担がかかるため、心臓のポンプとしての機能が低下してしまう「心不全」の原因にもなります。

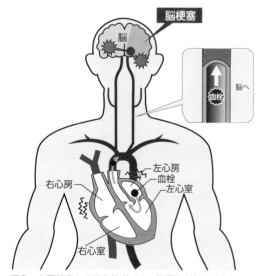

図2　心房細動により血栓ができ、脳梗塞が起こります

体への負担が少ないカテーテル治療

　脳梗塞や心不全など重大な疾患を予防するため、早期に治療を行うことが重要です。

　心房細動を完全に治す治療法として、薬での治療の効果が十分に発揮されない患者さんには、カテーテルアブレーションが検討されます。

　薬物治療が不整脈の症状を抑えることを目的とし

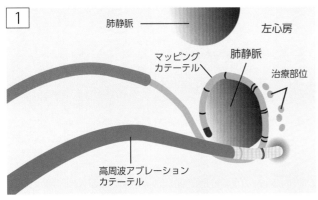
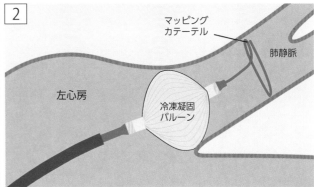

図3　高周波アブレーションと冷凍凝固アブレーション

た治療であるのに対し、カテーテルアブレーションは不整脈の根治*をめざす治療法です。

　近年、心房細動の原因として、心臓の４つの部屋のうち、左上の部屋（左心房）につながる４本の肺静脈から発生する異常な電気信号が引き金となっていることが明らかになりました。カテーテルにより異常な電気信号の流れを遮断することで、根治が可能となりました。

　具体的には、直径２〜４ミリ前後の細長い管（カテーテル）を足の付け根から血管（静脈）を通じて心臓に入れて、不整脈の原因となる電気回路を遮断（アブレーション）する治療法です。

　外科的な手術と比べて、胸を切り開かなくてもよいため、治療に要する時間が短く、体への負担が少ないことも特徴です。

＊根治：完全に治すこと

カテーテルアブレーションの種類

　カテーテルアブレーションには、使用するエネルギー源や形状の違いによりいくつかの種類があります。

　高周波電流を使って焼く方法（図３-１）と冷却剤を使って凍結させる方法（図３-２）に分けられるほか、形状にも大きく２種類あり、先端に金属の電極がついた電極カテーテルや、先端に３cm程の風船がついたバルーンカテーテルがあります。

入院について

　２泊３日から１週間程度の入院で、治療に要する時間は２〜４時間程度です。静脈麻酔（静脈から薬液をいれて入眠する麻酔）を行い、痛みを感じないようにして行います。治療当日はベッド上で安静に過ごし、翌日からベッドを離れて歩くことができます。

　治療の費用は年齢や年収により異なりますが、「高額療養費制度」を利用した場合、実際の負担額は10万円前後となります。

循環器内科の特徴

　第二部長
しのだ　のりひろ
篠田　典宏

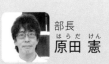　部長
はらだ　けん
原田　憲

当科では、患者さんにとってできるだけ体への負担が少ない治療をめざしています。疼痛管理をしっかり行い、若年者だけでなく、80歳を超える高齢者の方々にも安心して治療を受けてもらえるように心がけています。
また、入院期間に関しても患者さんの要望に合わせて調整を行い、入院生活を快適に過ごしてもらえるようにしています。

腎臓が悪くなったときの選択肢
—— 患者さんとともに考え、実践します

腎臓が悪くなったら 週3回の透析しかない?

　尿検査結果や腎機能に異常がある「慢性腎臓病」の方は、20歳以上の8人に1人に当たる1300万人いるとされ、今や国民病の1つといえます。そのうち、腎臓病が進行し「透析」を受けている方は、約34万人もいます。

　「透析」といわれても、「透析」なんて全く知らない、あるいは週3回病院に通う「血液透析」をイメージする方が多いのではないでしょうか。外来で患者さんの話を聞いていても、腎臓病が悪くなったら「血液透析」「頻回の病院通い」というイメージを持っている方が多いように感じます。

　ですが、腎臓が悪くなったときの選択肢は週3回の血液透析だけではありません。自宅で行える「在宅血液透析」や、お腹に細いチューブを入れて自宅で行う「腹膜透析」、腎臓を移植することで透析をしなくてすむ「腎移植」などの選択肢があります。これらをまとめて「腎代替療法」と呼びます。

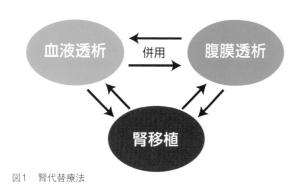

図1　腎代替療法

腎代替療法 —— どう選ぶ? どれを選ぶ?

　「腎代替療法」のうちわけは、通院の血液透析が約

33万人、お腹のチューブを使う腹膜透析が1万人弱、腎移植は1,700人強、自宅で行う血液透析は720人です。人数では血液透析が圧倒的に多く、患者さんのイメージが血液透析に偏っているのも頷けます。

　「血液透析が最も向いているからやっている」という方が多くいる一方、「血液透析以外の説明を受けた記憶がない」という患者さんも思いのほか多いといわれています。背景の一部には、「普段の外来で説明の時間が取りづらい」「医療者は経験のない治療について詳しく話をせず、勧めづらく感じる」といったことがあると思われます。どの治療を選ぶかで患者さんの生活は大きく変わりますので、すべての患者さんが可能なすべての治療について話を聞き、相談をして決めるのが理想です。

●腎移植

　腎移植は、他の腎代替療法に比べ寿命の点で優れており、透析と違って毎日の時間的な負担もありません。親族や家族から腎臓をもらう生体腎移植と、亡くなった方や脳死の方から提供を受ける献腎移植の2種類があります。

　可能であれば検討したい治療ですが、現在は移植希望者より腎提供者が少なく、献腎移植の待機期間は10年以上と長くなっています。生体腎移植は、腎臓をあげる側(ドナー)に提供の意思のほかに、年齢制限や高血圧・糖尿病・腎臓病がないなどの条件があります。

●腹膜透析

　腹膜透析は、自分で毎日の透析作業を行うかわりに通院が少なくて済むのが特長で、日中に時間が取れない勤労者の方や、自分で透析作業が可能な理解力・判断力のある方に向いているといえます。

　反対に自分で透析作業ができず、自力での通院が困難な方でも、家族や訪問看護などのサポートのも

と、腹膜透析を選ぶことがあります。合併症予防の
ため、現在では長くても10年程度を目安に血液透析
などに切り替えるべきといわれています。

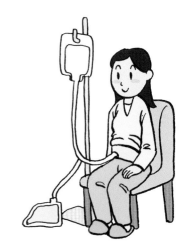

図2　腹膜透析

●血液透析

　通院での血液透析は、透析にかかわる作業を医療
者が行うため、細かな自己管理が難しい方でも選び
やすく、病院で行う安心感もあります。

　また、最も幅広く行われている治療であり、血液
透析が可能な施設も多いです。在宅血液透析は腹膜
透析と同じく、自宅で行う透析です。こちらもある
程度、自己管理できることが必要で、サポートでき
る同居人や透析機械を設置するための工事が必要な
ことがあります。

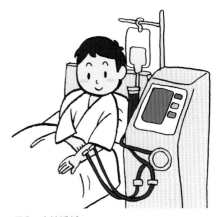

図3　血液透析

　当院では、腎臓病教育入院や腎臓病外来を通じ
て、患者さんが最も自分に適した治療を選べるよう
支援しています。入院できない方には、外来で1時
間ほどかけて、すべての治療法について説明してい

ます。

　また、血液透析や腹膜透析を施行しており、実際
の臨床経験に即した話ができます。腎移植や在宅血
液透析については、近隣の実施施設に紹介をしてい
ます。

腎代替療法は1つではない──ライフプランに応じた柔軟な使い方

　透析や腎移植といった腎代替療法は、一度選んだ
ら一生そのままとは限りません。

　若い方なら、腎移植を受けて移植腎が弱ってきた
ら腹膜透析に変更する、というケースもあるでしょ
う。仕事があるうちは自宅でできる腹膜透析をし
て、時間にゆとりができたら血液透析を併用した
り、血液透析に切り替えるとか、腎移植を受けたい
けれど移植腎の提供が得られるまでは、腹膜あるい
は血液透析を選択することもできます。

　透析も移植もせずに生活できることが第一目標で
すが、それでも腎代替療法が必要になってきた患者
さんについては、その方の生活やライフプランを理
解して、最適な治療法を一緒に考え実践するのが当
科の役割と考えています。

【参考文献】
＊CKD疫学：平成30年5月腎疾患対策検討会報告書（案）　2018/5/31付け　厚生
　労働省HPより
＊腎代替療法総数　2018年我が国の透析医療の現況、日本移植学会HPより

腎臓内科の特徴

副部長
村井　由香里
（むらい　ゆかり）

当科は2診体制の外来と40人弱の入院患者さんの治療と並
行して、血液透析（80〜100人）と腹膜透析（15〜20人）
を担当しています。
腎生検に加え、血液透析のためにシャント手術・血管拡張な
どの処置もできるだけ院内で施行しています。
リウマチ・膠原病科と合同で診療していることも大きな特徴で、
腎臓病でステロイド剤などを使う際にはリウマチ膠原病診療
の経験が大きく役立っています。

日本の糖尿病診療の先頭を走る

患者さんに伴走して

よく知られていることですが、糖尿病の治療で一番重要なことは、生活習慣を整えることです。

2型糖尿病では発症の原因の半分は遺伝的素因といわれますが、生活習慣も半分は影響しますし、治療開始後は食事と運動療法が治療の基本となります。患者さんに無理なく治療を続けてもらうため、あるいは地域の医院の先生方からの紹介患者さんに充分満足して戻ってもらうために、各種取り組みを行っています。

1. 管理栄養士・看護師含め「多職種チーム」で個々の患者さんのさまざまな相談にのること。
2. 糖尿病治療で重要な「HbA1c値の目標を達成」し、患者さんに満足してもらうこと。
3. 個々に異なる患者さんの病状、体質、生活環境、仕事との兼ね合いに配慮して、患者さんと相談しながら治療を進めていく「個別化医療の実践」をすること。
4. 国内で可能な「最先端の糖尿病診療技術」を絶えず活用し最善を尽くすこと。

これらの取り組みにおいては、私たち病院のスタッフと患者さんの共同作業となります。薬を増やして血糖を下げるだけでは効果は一時的となりますので、個々の患者さんの生活習慣を修正することも重要です。

患者さんの日常に寄り添って

現在、ほとんどの患者さんがスマートフォン（スマホ）を持っています。また診察時に患者さんに日

常生活の聞き取りをしても、1か月前に何をしていたのか憶えていないのが普通です。そこで当院では2019年秋より無料の個人健康記録（PHR: personal health record）アプリ シンクヘルス®を診療に活用しています。

これは世界各国で現在52万人（日本で約12万人）に使用されているスマホアプリです。患者さんがスマホに同アプリをダウンロードして、患者さん自身の日常での多くのデータを収集し、スマホからクラウドに記録させます。日々測定した体重、血圧、血糖値あるいは食事内容や時間、さらには自動入力の歩数などがクラウド上に記録できます（図1）。

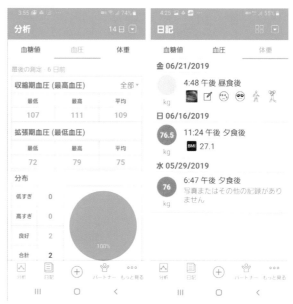

図1　PHRアプリの機能（資料提供：H2社）

患者さん自身がそれを見て生活習慣を振り返ったり、自動応答のチャットボットを参考にしたりできます。BluetoothおよびNFC（近距離無線通信規格の種類）、連携可能な血圧・体重・血糖測定機器が市販されており、測定結果の自動取り込みも可能です。

また、病院の医療情報システムとネットで連携す

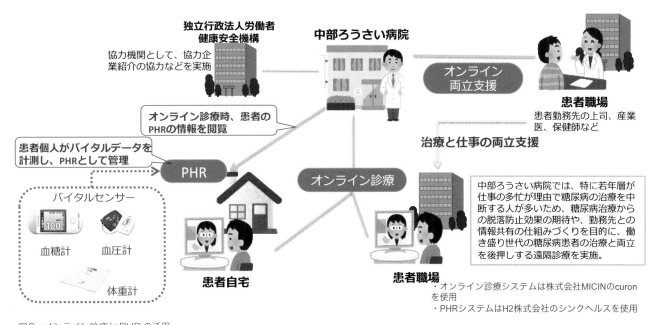

図2　オンライン診療と PHR の活用
(令和元年度オンライン診療の普及促進に向けたモデル構築にかかる調査研究報告〈総務省〉https://www.soumu.go.jp/main_content/000688633.pdf より)

図2内のテキスト：

独立行政法人労働者健康安全機構
協力機関として、協力企業紹介の協力などを実施

中部ろうさい病院

オンライン診療時、患者のPHRの情報を閲覧

患者個人がバイタルデータを計測し、PHRとして管理

PHR

バイタルセンサー
血糖計　血圧計
体重計

患者自宅

オンライン診療

オンライン両立支援

患者職場
患者勤務先の上司、産業医、保健師など

治療と仕事の両立支援

患者職場

中部ろうさい病院では、特に若年層が仕事の多忙が理由で糖尿病の治療を中断する人が多いため、糖尿病治療からの脱落防止効果の期待や、勤務先との情報共有の仕組みづくりを目的に、働き盛り世代の糖尿病患者の治療と両立を後押しする遠隔診療を実施。

・オンライン診療システムは株式会社MICINのcuronを使用
・PHRシステムはH2株式会社のシンクヘルスを使用

ることにより、医療機関からデータを参照することが可能となり、患者さんの日々の生活が「見える化」される結果、薬剤の調整のみならず効果的できめ細かい療養指導が可能となります。この機能は医院の先生方でも容易に活用可能ですので、共通のプラットフォーム*として病診連携に活用を計画しています。

＊プラットフォーム：さまざまな技術の基盤

全国に先駆けてオンライン診療導入

また当科では、2018年よりMICIN社オンライン診療アプリcuron®を導入して、少数の患者さんを対象とし試験的に実施してきました（図2）。コロナ禍の感染予防対策として、厚生労働省のオンライン診療推進を受けて徐々に拡大しています。これは総務省のオンライン診療実証事業の一環でもあり、2018と2019年度に結果報告をしました。

糖尿病で安定している患者さんのみを対象とした実証研究ではありましたが、このときのアンケートでは90％の患者さんがオンライン診療に満足していると回答され、対面と比較しても満足度は変わらない結果となっています。医療の質に関しても、個人健康記録アプリの併用と、3か月ごとの対面診療と組み合わせることで担保できると考えています。

国内では当院のような総合病院において、このよ

うなシステムの導入例はなく、先駆的取り組みとして評価されています。また、当院が以前から実施している治療と就労の両立支援の一環や、オンライン診療アプリのオプション機能として職場との連携も行っています（図2）。

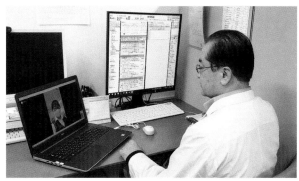

写真　糖尿病でのオンライン診療の実際

糖尿病・内分泌内科の特徴

部長
なかしま えいたろう
中島 英太郎

当科は、中部地方で最も早く糖尿病専門外来（1971〈昭和46〉年）を設置し、1987（昭和62）年にセンター化し、以後この地域の糖尿病診療のコア施設として糖尿病専門医を輩出してきました。
この伝統を踏まえ、現在でもICTを活用したチーム医療の推進や、新たに開発された薬および携帯端末の導入など、わが国では先進的な治療を積極的に取り入れている施設であり、個々の患者さんに最善の治療を提供できるよう取り組んでいます。

患者さんに安心して受けてもらえる斜視手術をめざして

チームで支える斜視治療

斜視とは、右眼と左眼の視線が違う方向に向かっている状態をいいます。

斜視があると、乳幼児では両眼で見る力(立体視)が育たなかったり、視力が発達しなかったりします(弱視)。また、学童や成人ではものが2つに見える(複視)を訴えることもあります。斜視は外見上の問題だけでなく、本人の見え方にも問題が起こるのです。

●斜視の治療について

①眼鏡による治療

調節性内斜視などは、遠視を矯正する眼鏡をかけることにより眼の位置が改善します。目立たないほどの斜視でも複視があれば、プリズムの入った眼鏡で消失させることもできます。また、斜視のある眼に弱視を伴っている場合は、遮蔽訓練(視力良好な眼を隠して弱視の眼を使わせる)を行います。

②手術による治療

手術は、整容上目立つ斜視や複視のある斜視などの場合に行います。眼球に付いている筋肉(内直筋、外直筋、下斜筋など)の位置を移動させることで、視線のずれた眼の位置を真っすぐに近づけます。

手術は、内斜視や外斜視のみの手術で30分弱、これに上斜視の手術が加わる場合は、計45分程度になります。翌朝には眼帯を外すことができ、眼の位置や見え方がどの程度改善したかがおおまかに分かります。当院での手術は、基本的に1泊2日の入院で行います。

③ボツリヌス注射による治療

急性内斜視や甲状腺眼症による斜視などは、眼球に付いている筋肉への注射を行うことにより、一時的な改善を見込める可能性があります。

●チームで患者さんと家族を温かな気持ちで支えます

●看護師およびクラークデスク／当院は、名古屋大学眼科との連携も深く、遠方からの患者さんも多くいらっしゃいます。外来スタッフは、患者さんが快適に受診できるよう常に心を配っています。

●視能訓練士／斜視は、どのくらい視線がずれているかで手術量が決まるため、経験豊富な訓練士が丁寧で正確な測定をしています。

＊視力や斜視などの眼科検査を行う国家資格を持つ専門技術職

●麻酔科／当院には多くの麻酔医がいます。乳幼児や学童、希望があれば成人の方も全身麻酔での手術を受けられる設備を整えており、安心して全身麻酔での手術を受けてもらえるよう努めています。

●担当医師／「患者さんが満足できる眼の位置にしてあげたい」という思いを持ちつつ、15年の月日が経ちました。名古屋大学附属病院での斜視外来も担当している経験を生かしながら、当院の診療にあたっています。外来診察時に最も大事にしていることは、丁寧な説明です。また、患者さんが納得できるように、丁寧に治療や手術を行っています。

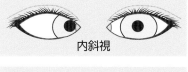
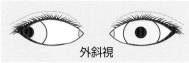

図　内斜視、外斜視

眼科の特徴

部長	医師	医師
さかい たかお 坂井 隆夫	みこしば ゆうじ 御子柴 雄司	いわせ ちえ 岩瀬 千絵

眼科は、眼球および眼附属器(まぶた・涙道など)を診療の対象とする科です。疾患としては、白内障・緑内障・糖尿病網膜症・斜視などを治療します。また、手術に関しては、白内障手術・斜視手術・硝子体手術・レーザー手術・外来小手術などを行っており、年間の手術件数は約500例です。

リウマチ膠原病の最新治療 安全な提供をめざして

リウマチ膠原病の最新治療とは

　リウマチの診療は新しい薬剤が次々に登場し、関節が壊れない時代へと大きく進歩しています。

　また、そのほかの膠原病疾患(若年性特発性関節炎、スティル病、SAPHO症候群、全身性エリテマトーデス、抗リン脂質抗体症候群、血管炎、脊椎関節炎、乾癬性関節炎、全身性強皮症、多発性筋炎、皮膚筋炎、ベーチェット病、サルコイドーシス、リウマチ性多発筋痛症、シェーグレン症候群など)においても、病態の解明が進んでいます。

　新しい薬剤が登場している疾患や、今後、新しい薬剤の登場が待たれる疾患もあります。私たちリウマチ膠原病専門医は、「薬剤の使用に習熟し、副作用のチェックをきちんと行う」ことを、心がけています。

① 副腎皮質ステロイド剤

　ステロイド剤は、いまだに多くの膠原病治療の中心的薬剤です。関節リウマチにおいても、治療開始後の短期間は併用されることがあります。使用する患者さん全員に生じるわけではありませんが、ステロイド剤の副作用として以下のものが知られています。

開始当日〜	不眠、抑うつ、食欲亢進、精神症状
数日後〜	血圧上昇、浮腫(むくみ)、尋常性痤そう(にきび)、胃潰瘍
数週後〜	副腎機能不全、耐糖能異常、脂質異常症、易感染性、中心性肥満、多毛症
数か月後〜	紫斑、ステロイド性筋症
長期間	骨粗しょう症、白内障、緑内障

　これらを念頭におきつつ、当科ではできるだけ速やかに、ステロイド剤を減量することを心がけています。使用開始前から副作用対策・評価も同時に行っています(糖尿病や脂質異常症のチェック、眼科受診や骨密度測定など)。

② 生物学的製剤・JAK阻害薬

　これらの薬剤は専門医が使用する上では非常に有効ですが、習熟せずに使用すると患者さんに害を及ぼす結果になりかねません。

　当科で薬剤を安全に使用するため、生物学的製剤の開始前・開始後に行っている副作用予防の取り組みは以下の通りです。

- ・肺炎球菌ワクチン投与(必要性に応じて)
- ・帯状疱疹ワクチン投与(必要性に応じて)
- ・インフルエンザワクチン投与
- ・定期的な結核のスクリーニング検査(T-SPOT、胸部レントゲン検査)
- ・肝炎の再活性化防止のためのスクリーニング検査(B型、C型)
- ・年齢相応の悪性腫瘍の定期スクリーニング検査
- ・採血における白血球数、リンパ球数、肝機能、腎機能、免疫グロブリン(IgG)、β-Dグルカン(真菌感染の指標)の定期的検査

　自身が受けている治療に関して、副作用の点で心配なことがあれば、リウマチ膠原病専門医への受診をお勧めします。

リウマチ・膠原病科の特徴

医師
猪飼 浩樹(いかい ひろき)

　リウマチ膠原病専門医が不在の病院も多いなかで、当科には7人のリウマチ膠原病専門医・指導医が在籍しています。薬剤・治療法が大きく進歩するため、世界の最新治療・最新知見を学ぶ目的で海外の学会へも参加しています。患者さんへ「最新の一番よい治療」を提供できるように努めています。
　感染症や総合診療を専門とする医師も複数在籍しており、難しい病気の診断や、感染症などの治療に伴う合併症についても専門性をもって適切に治療をします。

患者さんの一生のパートナー・筋電義手

筋電義手とは

　筋電義手（きんでんぎしゅ）とは、上肢（じょうし）を切断した患者さんが使用する義肢です。切断された上肢の残っている筋肉の動きを電極で捉え、モーターを制御して電動ハンドを動かします。能動義手（体幹や反対の腕でハーネスを動かす）などと比べて、「つかむ力が強い」「ハーネス（装着具）が不要なため、頭の上や背中での操作を行える」ことが特徴です。

　近年は、「つかみ・離し」のみの単純な動きだけでなく、パソコンやスマートフォンと連動して5本指を別々に動かすことができる筋電義手も普及し始めています（写真1）。

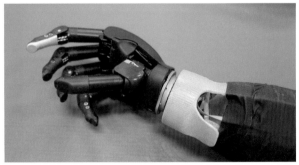

写真1　筋電義手。5本指を動かすことのできるタイプです

リハビリ訓練から復職支援まで

　当院では、医師が必要と判断した患者さんを対象に訓練を行っています。

　訓練を受ける患者さんは、事故で上肢の切断術を受けた労災事故の方が多いです。筋電義手の訓練を行える施設は少なく、県外から受診する患者さんもいるため、外来訓練だけでなく、希望に応じて入院での訓練も行っています。

　訓練では、作業療法士が医師や義肢装具士と協力

して、患者さんの体に合った訓練用筋電義手を作成してから行っています。まず、残っている筋肉を動かすことから始め、切断端の筋肉を自分の思った通りに収縮できるようになることが、筋電義手の正確な操作につながります。基本的な操作訓練を行った後は、身の回りや家事など、患者さんのニーズに合わせた応用動作訓練を行います（写真2）。

　操作が十分に行えるようになったら、就労や復職に向けた訓練へ進みます。基本的には、就労に必要な動作の確認や職場の作業を想定したもので、職場で使用する物品を持参してもらう場合もあります。また、必要に応じて職場の方と医師の面談、セラピストによる情報収集、職場訪問などの支援も行っています。

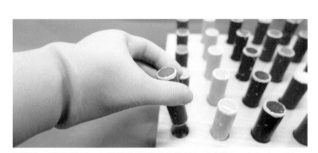

写真2　訓練場面。左前腕筋電義手を使用してペグをつかんでいるところです

中央リハビリテーション部の特徴

作業療法士
兼綱 瑛里（かねつな えり）

主任作業療法士
中村 恵一（なかむら けいいち）

中央リハビリテーション部では、脊髄損傷（せきずいそんしょう）や切断、脳血管疾患などの患者さんを対象にリハビリテーション（以下、リハビリ）を行っています。医師の指示のもと、理学療法士・作業療法士・言語聴覚士が協力して、病棟や訓練室で実施しています。基本的な運動から身の回りのこと、飲み込みや発話など、患者さんの状態に応じて必要なものを選択し、リハビリメニューを決定しています。

患者さんごとに目標は異なりますが、少しでも機能回復に繋がるように取り組んでいます。そして、医師や看護師、ソーシャルワーカーなどの多職種と情報を共有し、協力して社会復帰の支援を行っています。

線維筋痛症を和らげる
～集団自律訓練法の効果～

線維筋痛症を自律訓練法で和らげる

　線維筋痛症は、体の広い範囲に原因不明の痛みや
こわばりを自覚し、圧痛点[*]を伴う病気です。治療法
が確立されていないため、患者さんは日常生活に多
くの支障をきたし、生活の質を著しく低下させます。

　線維筋痛症の合併症状は、痛みによる不眠とスト
レスからのうつ状態です。不眠とうつ状態は痛みを
悪化させ、さらに、痛みが不眠とうつ状態を悪化さ
せるという悪循環に陥ります。

　自律訓練法は、体をリラックスさせるための心理
療法です。自律訓練法を行うことにより、精神的苦
痛や身体的痛みが緩和され、ストレスによる衝動的
行動の減少や、心身の緊張や凝り、不安が和らぎ、
蓄積された疲労が回復するなどの効果が認められま
す。

　当科では1990年より、さまざまな病気に対して自
覚症状の改善と向精神薬の減量・離脱を目的に、自
律訓練法を集団で行っています。

＊圧痛点：指などで圧迫したときに強い痛みを感じる部位

集団自律訓練法の効果について

　当科を2005年6月～2017年7月に受診した線維筋
痛症および、疑いのある患者さんについて治療効果
を検討しました。

　効果の判定は、集団自律訓練法終了後における向
精神薬（抗不安薬、睡眠薬など）の内服の有無と、自
覚症状の変化を指標にしました。終了後に向精神
薬が完全に不要となり、自覚症状が消失した群を
"著効群"、向精神薬を内服しているものの自覚症状
が消失した群を"有効群"と設定しました。

　さまざまな病気に対して行った先行研究と比較
したものの結果を「図」に示します。やや有効（痛み
が軽快し、向精神薬が減量した・なくなった）が14
例（73.7％）ですが、著効（向精神薬が完全に不要とな
り、自覚症状も消失）は認められませんでした。

　線維筋痛症に対する集団自律訓練法は、新しい試
みです。「やや有効」という結果が70％以上の患者さ
んで認められたことは、不眠の改善や無意識に生じ
ている筋緊張を和らげたと考えられます。

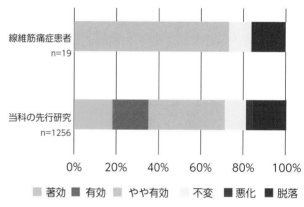

図　集団自律訓練法の効果判定

心療内科の特徴

部長
芦原 睦
あしはら　むつみ

心理判定員
宮﨑 貴子
みやざき　たかこ

　心療内科は、「心でおきる体の病」である心身症や心理的影
響の強いストレス病を診断し、治療する診療科です。慢性の
体の病気を持っているためにいろいろなストレスを感じている
方や、体の具合が悪いのに原因が分からない方にも受診をお
勧めします。
　当科は、完全予約制で薬物治療が原則ですが、心理検査や
集団自律訓練法、カウンセリングなどの心身医学療法も行っ
ています。

新しい働き方をめざす女性のために女性外来ができること

女性外来って、どんなとこ？

女性外来は、女性がココロやカラダの不安を気軽に健康相談できる外来です。「体調不良があるけど原因が分からず、どこを受診すれば良いのか分からない」「男性医師には話しにくい……」、そんな悩みを持つ15歳以上の女性なら、どなたでも受診できます。

最近は、介護や自分の健康に不安を抱えた50歳以上の方の受診が増えています（図1）。新型コロナウイルスの流行で、リモートワークやオンライン授業などの新しい生活様式が日常となり、女性にも変化への適応が求められます。メディアにあふれる情報の不確実性は、時に健康不安の原因となるでしょう。女性外来では、コロナ時代のストレス対処法や正しい健康知識の案内も行っています。

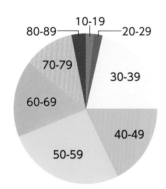

図1　女性外来受診者の年齢別割合（才）

女性外来の先端治療は「聞く技術」

女性外来に特殊な設備はありません。「患者さんの訴えにていねいに耳を傾けること」が私たちの基本です。話を聞いた上で必要な検査を行い、治療への道筋を決定していきます。

ココロとカラダ。どちらも健やかに

女性外来では、カラダの不調はもちろん、育児不安・介護ストレス・仕事のストレスなど、どんな主訴・相談でも大丈夫です（図2）。

ココロとカラダは切り離せません。軽い症状が大きな病気の始まりのこともあれば、ココロの不調がカラダの症状につながっていることもよくあります。健康のため、自分自身がココロとカラダをきちんと管理することが大切です。

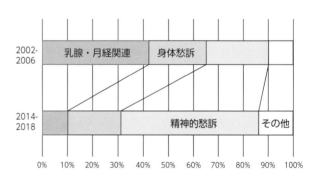

乳腺・月経関連：乳腺のしこり、乳汁ろう、月経不順、PMS など
身体愁訴　　：頭痛・めまい・しびれ、全身疼痛、関節痛、肌荒れ、体臭、発汗異常、尿失禁、便秘など
精神的愁訴　：倦怠感、意欲低下、不眠、いらいら、物忘れなど
そのほか　　：介護相談、育児不安、てんかん、摂食障害など

図2　女性外来の疾患割合
（開設時に比べ乳腺・月経関連疾患の相談が減り、ココロの悩み相談が増加）

女性総合外来の特徴

神経内科部長・女性診療科部長
上條 美樹子
かみじょう みきこ

女性総合外来（2002 年開設）は、東海地方女性外来の草分け的存在です。神経内科専門医（上條）と糖尿病専門医（今峰）が兼任で担当しており、専任看護師に加え、臨床心理士も適宜診察に参加します。
最近は、乳腺や婦人科疾患の相談受診が減少し、ココロの悩みから生じたカラダの不調での受診が増えています。乳腺外科・婦人科・泌尿器科等所属の女性専門医も多く、連携医療が容易なことが強みです。必要時には院内外への専門医を紹介します。

病院案内 ·······································

外来受付から診察までの流れ

初めて受診される方（初診患者）

● 「初診申込書」に必要事項を記入の上、保険証、各種医療受給者証、紹介状（お持ちの方）を「2番窓口（初めてのかた）」にご提出ください。

※ 選定療養費のご案内
当院では初診時に紹介状（診療情報提供書）が無く受診される場合、通常の医療費以外に「選定療養の費用」として5,500円（税込）をご負担いただきますのでご了承ください。

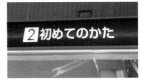

2回目以降の受診の方（再診患者）

ご予約の方

● 診察券を「自動再来受付機」に入れて受付を行い、発行される受付票をお受け取りください。

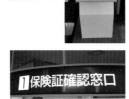

ご予約以外の方

● 「診察申込書（水色）」に必要事項を記入の上、「2番窓口（初めてのかた）」にご提出ください。※当月最初の来院時は保険証確認が必要です。

ご予約（自動再来受付機で受付）の方は1番窓口、その他の方は2番窓口に保険証を提示してください。

受付後は各診療科の受付にお越しください（受付票をご提示ください）

● 当院に初めて受診される方（初診患者）
● 初めての診療科を受診される方
● 前回症状とは異なる症状で受診される方

─ 問診票等の記入を各診療科の受付でお願いします。

診察

診察の順番は診察室前の「患者番号呼出掲示板」でお知らせします

● 掲示板にご自身の受付票番号が表示されましたら、診察室にお入りください。
● 「検査」「画像撮影」等がある場合は医師、看護師等の指示、案内に従ってください。
● 診察が終わりましたら「外来基本伝票」のファイルをお渡しいたします。

診察が終わられた方は3番窓口にお越しください

● 全ての診療科の診察（検査、画像撮影などを含む）が終了した方は診療費の計算を行いますので、3番窓口に「ファイル」を出して、会計待ちの番号をお受け取りください。
● 院外処方箋がある方はこちらの窓口にてお渡ししますので、お受け取りください。
● 車で来院された方は駐車場料金の割引が受けられますので、駐車券をご提示ください。

お支払い

診療費計算ができましたら「診療費計算呼出掲示板」でお知らせします

● ご自身の番号が表示されましたら自動精算機にてお支払いをお願いします。

院内でお薬の受け取りがある方は忘れずにお受け取りください

● お支払い時に発行される領収書から「お薬引換券」を切り取り、「7番窓口（お薬の渡し窓口）」に提示してお薬をお受け取りください。

入退院支援センター、よろず相談室

入退院支援センター

患者さんが安心して入院・退院できるよう、入院前からお手伝いする部署です。

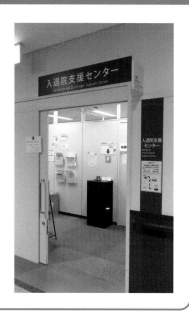

入院前は、看護師や薬剤師、栄養士などがご自宅での様子についてお話を伺い、手術などに備えて、薬の確認や食事の工夫などのアドバイスを行います。入院後は、退院許可が出てから慌てないように、早めに退院後を見据えたご相談をお受けします。医療ソーシャルワーカー（MSW）と退院調整看護師が、医師や病棟看護師、リハビリセラピストなどと協力しながら、ご自宅への退院や転院、施設入所など、ご本人・ご家族のご希望に合わせて準備を進めます。

当院は、急性期病院ですので、「もう退院？」と思われることもあるかも知れませんが、点滴や酸素などが必要な方でも、ご自宅に退院することが可能な場合もあります。

まずはご相談ください。

よろず相談室

患者さんの医療に関するご相談などに対応するため「よろず相談室」を設置しています。

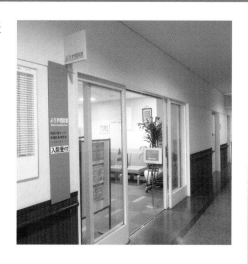

【主な業務】

1 入退院受付

入院予約、入院時の受付及び保険制度の説明などを行っています。

2 文書受付

各種診断書及び証明書などの受付やお渡しなどを行っています。

3 地域医療連携室

連携医療機関へのご紹介、連携医療機関からの診療予約受付などを行っています。

4 相談支援センター【患者相談窓口】

患者さんの各種相談受付などを行っています。
① 病気（診療、看護、療養）や治療費支払いに関すること。
② 病院に対するご意見やご要望に関すること。
③ がん患者さんへの情報発信（各種がん冊子の提供など）及び相談（セカンドオピニオン、がん治療に関すること）
④ 医療安全に関すること。

中部ろうさい病院予防医療センター（健康診断部）

「病気の予防・早期発見」をサポートしています。

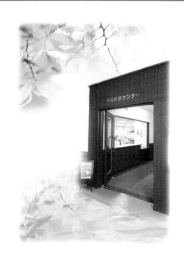

　当センターは病院の中に併設された健康診断施設で、先進医療機器を使い、専門医師や看護師、臨床検査技師が人間ドックや各種健康診断検査を行っています。また万が一異常が見つかった場合には、中部ろうさい病院の各診療科での診察予約をスムーズにとることができるメリットもあります。

　当センターの人間ドックでは、生活習慣病予防のための健康的な生活習慣について検査結果をもとにした運動方法、食事内容・生活習慣などのサポートも行っています。

　「がん」や「生活習慣病」は早期発見が肝心です。自覚症状がないまま病気が進行してしまう場合もあります。ぜひ人間ドックを受けていただき、年に1回の総合的な体のチェックをお勧めします。

人間ドック（日本人間ドック学会機能評価認定施設）

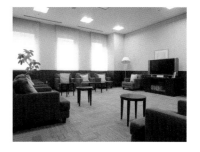

人間ドックは日帰りドックと宿泊ドック（1～2泊）から選ぶことができます。

年間約1,000件の人間ドックを実施しています。日に5～8件の完全予約制で、ゆったりとしたラウンジで待ち時間を過ごしていただきます。

日帰りドックは、その日のうち（午前中）に結果説明を行っています。

肺がん、胃がん、大腸がん、乳がん、子宮がんなど、各種がんの検査を受けることができます。特に宿泊ドックでは余裕をもって検査を受けることができるため、多くのオプションを用意しています。

脳ドック（日本脳ドック学会機能評価認定施設）

脳ドックは、頭部MRI検査と頸動脈の超音波検査結果にもとづき神経内科医師が診察して、クモ膜下出血の原因となる動脈瘤や脳梗塞、動脈硬化の早期発見や予防を目的としています。

また、もの忘れが気になる方には、認知症でみられる海馬の萎縮度測定や認知症のスクリーニング検査を行うオプションを用意しています。

そのほかの健康診断

☆ 一般健康診断（雇入時・定期・特定業務従事者・海外派遣労働者など）
☆ 労災二次健康診断
☆ 特殊健康診断
　　じん肺、石綿、有機溶剤、特定化学物質などの健康診断
☆ 健康管理手帳による健康診断（じん肺、石綿、コールタールなど）

調査研究（予防医療モデル事業）

予防医療活動を通じて集積した事例の分析・評価等により、効果的な「予防法・指導法」の開発に取り組み、事業場へ普及しています。

医療機関向け インターネット予約システム C@RNA Connect（カルナ コネクト）について

C@RNA Connect（カルナ コネクト）とは？

医療機関の先生方が診療および検査予約を 24 時間 365 日、お取りいただけるシステムです。

インターネットに接続したパソコン（Windows、Mac、モバイル端末いずれにも対応）とプリンターがあれば、受診（検査）予約の案内および診療情報提供書をお手元のプリンターから印刷できるため、患者さんをお待たせいたしません。

申込用紙（1 枚）に必要事項をご記入いただくだけで簡単に登録できます。（無料）

ご予約いただける診療科および検査

診察予約（11 診療科） 循環器内科、呼吸器内科、腎臓内科、リウマチ・膠原病科、糖尿病・内分泌内科、消化器内科、外科、呼吸器外科、眼科、泌尿器科、形成外科

画像診断機器 CT（単純、造影、冠動脈造影）、MRI（単純）
※MRI単純は土・日の撮影も可能です。
※VSRAD（早期アルツハイマー型認知症診断支援システム）の結果提供も可能です。

消化器内視鏡 胃カメラ、大腸カメラ

生理検査 トレッドミル＋心エコー、腹部エコー、心エコー、頸動脈エコー

お申込〜ご利用開始までの流れ

① お申込・書類送付 中部ろうさい病院　地域医療連携室（052-652-5511）へご連絡ください。申込に必要な書類およびご利用案内を送付させていただきます。

▼

② 書類記入・申込書の返送 「地域医療連携　C@RNA Connect　新規申込書」へ必要事項をご記入の上、同封しております返信用封筒にて当院へご返送ください。

▼

③ 登録完了通知 富士フィルムメディカルからユーザーIDとパスワードが送付されます。

▼

④ 端末設置・運用開始 インターネットに接続されている端末からC@RNAサイトへログインし、ご利用開始となります。

※ C@RNA Connect 以外からのご予約も承っております。まずはお気軽に地域医療連携室へお問合せください。
※ C@RNA Connect は医療機関からの予約を承るシステムであり、一般の患者さんはご利用いただくことはできません。

こちらの「連携医療施設」は、誌面の都合により「中部ろうさい病院 病診連携システム」登録医療機関の中で、令和元年度に複数の患者さまをご紹介いただいた施設としております。名古屋市内は施設数の多い区から郵便番号順（以下は順不同）、名古屋市外と県外は郵便番号順（以下は順不同）に掲載しております。

医科

愛知県名古屋市内

	No.	施設名	所在地
港区	1	クリニックいとう	港区七番町2－12－1
	2	桑山産婦人科・眼科	港区七番町3－18
	3	まるやま泌尿器科クリニック	港区東海通5－12
	4	日比クリニック	港区辰巳町41－15
	5	仁洋会 伊藤医院	港区津金1－13－29
	6	東港クリニック	港区港陽3－1－17
	7	名古屋市医師会港区休日急病診療所	港区港楽2－6－18
	8	みなと医療生活協同組合みなと診療所	港区港楽3－7－18
	9	港みみ・はな・のどクリニック	港区港栄4－3－5コーポラス吉桂A
	10	みなとファミリークリニック	港区港明1－1－2メディカルビル1階
	11	名港共立クリニック	港区木場町8－202
	12	糖尿病・甲状腺木場内科クリニック	港区木場町8－51
	13	東樹会あずまリハビリテーション病院	港区入船2－1－15
	14	吉田医院	港区浜1－1－8
	15	名古屋港湾福利厚生協会臨港病院	港区名港2－9－43
	16	江崎医院	港区名港1－18－10
	17	圭翔会 永井医院	港区名港1－20－10
	18	幸会 クリニックおかだ	港区幸町2－25
	19	さかいクリニック	港区幸町2－39－1
	20	幸会 岡田整形外科内科	港区名四町185
	21	菱田皮膚科	港区金船町1－1－15
	22	内藤耳鼻咽喉科	港区港北町2－10
	23	今井医院	港区港北町2－37－1
	24	水谷医院	港区土古町2－21－8
	25	土古医院	港区泰明町2－6
	26	坂本整形外科	港区正保町2－9－1
	27	純正会 東洋病院	港区正保町3－38
	28	あおなみクリニック	港区正徳町1－10
	29	中川整形外科	港区川間町1－162
	30	浅野眼科	港区小碓2－272
	31	みなと医療生活協同組合当知診療所	港区小碓2－284
	32	よこやまクリニック	港区小碓2－60
	33	田中外科	港区入場1－123
	34	はしもと内科クリニック	港区入場1－502みなとメディカルステーション1階
	35	たかのふぁみりぃクリニック	港区当知4－1008
	36	ツボウチ整形外科	港区油屋町3－28－1
	37	くさまみなとクリニック	港区油屋町3－5－2
	38	はっとり耳鼻咽喉科	港区甚兵衛通1－26－1
	39	弘青会 早瀬内科クリニック	港区甚兵衛通2－26－2
	40	服部内科・小児科医院	港区多加良浦町5－1－1
	41	安井眼科医院	港区十一屋2－416－2
	42	みなと医療生活協同組合宝神生協診療所	港区宝神3－2107－2
	43	小島内科クリニック	港区宝神3－2314
	44	稲永眼科医院	港区稲永4－11－22
	45	山口医院	港区稲永4－1－27
	46	羽田野医院	港区稲永4－4－15
	47	汐止クリニック	港区野跡4－6－9－101

	No.	施設名	所在地
港区	48	ながしま内科	港区秋葉2－7－1
	49	児玉クリニック	港区新茶屋1－1313
	50	なんよう眼科クリニック	港区春田野1－2812
	51	岡本医院 本院	港区船頭場2－1235
	52	たけだ医院	港区船頭場5－820
	53	幸会 南陽病院	港区小賀須3－1101
	54	中川胃腸科外科	港区小賀須3－1612
	55	もりさき耳鼻咽喉科	港区知多1－104パストラル知多1階
	56	やまもと医院	港区七反野1－2017－1
	57	雄峰会まのレディースクリニック	港区七反野1－806－1
	58	坂野クリニック	港区七反野1－901
	59	堂満医院	港区七反野2－2302
	60	たわだリハビリクリニック	港区八百島2－605
中川区	61	山王クリニック	中川区西日置2－3－5名鉄交通ビル2階
	62	こいで整形外科	中川区山王4－5－5安田ビル4階
	63	広徳会 佐藤病院	中川区尾頭橋2－19－11
	64	なかがわ在宅クリニック	中川区尾頭橋4－8－11
	65	酒井医院	中川区八熊通6－59
	66	加藤クリニック	中川区神郷町1－24
	67	あつた皮ふ科クリニック	中川区中野本町2－44
	68	松井医院	中川区元中野町3－55
	69	野村医院	中川区福住町1－5
	70	健会 ひしだ耳鼻咽喉科	中川区豊成町1豊成団地2号棟114号
	71	林クリニック	中川区愛知町2－22
	72	はやせ希望クリニック	中川区松葉町4－60
	73	正進会 名古屋泌尿器科病院	中川区松葉町5－34
	74	福井医院	中川区上脇町2－87
	75	安保クリニック	中川区中野新町1－20
	76	うえむら整形外科	中川区中野新町5－39
	77	たいようファミリークリニック	中川区昭和町通1－15－5
	78	昭和橋耳鼻咽喉科	中川区昭和町通2－29メゾンアサヒ11階
	79	おかだ内科	中川区東中島町5－28
	80	名古屋西病院	中川区荒子2－40
	81	佐藤あつしクリニック	中川区万町403
	82	八田整形外科クリニック	中川区上高畑2－65
	83	八王子整形外科	中川区野田2－436
	84	太田内科クリニック	中川区中郷4－45
	85	生生会まつかげシニアホスピタル	中川区打出2－347
	86	生生会 松蔭病院	中川区打出2－70
	87	西垣医院	中川区打中1－177
	88	紫陽 クリニックサンセール	中川区中島新町2－311
	89	大塚整形外科	中川区中島新町3－2307
	90	偕行会 名古屋共立病院	中川区法華1－172
	91	偕行会 セントラルクリニック	中川区法華1－206
	92	水谷クリニック	中川区高杉町103－8
	93	うえだ皮膚科内科 高杉院	中川区高杉町34
	94	さとう整形外科	中川区大当郎1－1304
	95	伸和會 野崎クリニック	中川区大当郎1－1903
	96	はしもと内科	中川区大当郎2－1101
	97	共愛病院	中川区下之一色町字権野148－1
	98	岡本医院分院	中川区下之一色町字中ノ切56
	99	一色診療所	中川区下之一色町波花93
	100	中川診療所	中川区一色新町3－1209－2
	101	西川皮膚泌尿器科	中川区一色新町3－1303
	102	親和会 富田病院	中川区かの里1－301

中川区	103	山口医院	中川区戸田3－1901
	104	西川整形外科	中川区水里2－333
	105	うめだ整形外科	中川区戸田西3－1702
	106	いとうクリニック	中川区戸田西3－1815
	107	西口整形外科	中川区富田町千音寺間渡里2883
	108	曽我内科クリニック	中川区富田町千音寺仏供田3133
	109	やまだ耳鼻咽喉科	中川区新家1－1611 アズマタウン医療ビル1階
	110	糖尿病・甲状腺　春田駅前うめだクリニック	中川区春田3－73
	111	名古屋掖済会病院	中川区松年町4－66
	112	藤田医科大学ばんたね病院	中川区尾頭橋3－6－10
熱田区	113	金山レディースクリニック	熱田区金山町1－202 東和ビル6階
	114	名古屋金山駅ゆき乳腺クリニック	熱田区金山1－2－3 東和ビル5階
	115	金山橋クリニック	熱田区金山町1－5－3 トーワ金山ビル3階
	116	水谷整形外科・内科クリニック	熱田区金山町1－6－3
	117	今泉クリニック	熱田区花町2－5
	118	三恵会　服部病院	熱田区沢上1－3－20
	119	金山クリニック	熱田区沢上2－2－14
	120	重工記念病院	熱田区外土居町7－8
	121	永田内科医院	熱田区五本松町13－18
	122	神宮前メンタルクリニック	熱田区三本松町12－10 シティコーポ神宮前1階
	123	田中クリニック　内分泌・糖尿病内科	熱田区三本松町12－22 中京メディカルビル1階
	124	あつた神宮東クリニック	熱田区三本松町14－7
	125	ハナノキ内科	熱田区花表町21－10
	126	亀島クリニック	熱田区伝馬2－27－12
	127	亀島耳鼻咽喉科医院	熱田区伝馬2－27－12
	128	さとう内科	熱田区伝馬2－7－10
	129	熊澤医院	熱田区白鳥2－12－12
	130	中京クリニカル	熱田区白鳥3－6－17
	131	小山医院	熱田区内田町304
	132	服部内科	熱田区二番1－14－14
	133	中村回生療院	熱田区二番1－9－23
	134	あつたファミリーハートクリニック	熱田区二番2－25－46
	135	とうじま内科・外科クリニック	熱田区一番3－3－6
	136	宮の森クリニック　耳鼻咽喉科	熱田区一番3－9－7
	137	カワムラ医院	熱田区南一番町5－23
	138	杏園会 熱田リハビリテーション病院	熱田区比々野町32
	139	なかやまクリニック	熱田区六番2－1－30 アイコート六番2階
	140	明жел会　西垣眼科医院	熱田区六番2－2－30
	141	うえの内科クリニック	熱田区八番2－2－17
	142	六番町耳鼻咽喉科	熱田区八番2－9－22
	143	日比野クリニック	熱田区大宝1－2－3 ヴェルクレート日比野B棟2階
	144	森本医院	熱田区大宝4－7－7
	145	坂野クリニック	熱田区大宝4－8－31
	146	井土医院	熱田区野立町3－60
	147	たけむら耳鼻科	熱田区神野町1－14
	148	白鳥皮フ科医院	熱田区明野町1－1
	149	向仁会　熱田クリニック	熱田区比々野町61－3
	150	小出内科眼科医院	熱田区比々野町71－1
	151	のだて整形外科リハビリクリニック	熱田区青池町1－2
	152	まごころの杜クリニック	熱田区幡野町17－10

熱田区	153	東邦ガス診療所	熱田区桜田町19－18
	154	みなと医療生活協同組合 協立総合病院	熱田区五番町4－33
南区	155	植谷医院	南区桜台1－14－1
	156	まつおかクリニック	南区桜台1－27－6
	157	石川クリニック	南区鳥栖1－15－28
	158	ごうクリニック	南区鳥栖2－3－1
	159	北村病院	南区菊住2－4－12
	160	新美クリニック	南区明円町45－2
	161	大髙クリニック	南区鯛取通4－1 第一田口ビル2階
	162	善常会 善常会リハビリテーション病院	南区松池町1－11
	163	やくし整形クリニック	南区大磯通4－21
	164	うらた皮膚科	南区前浜通4－14－1
	165	緑翔会　小松病院	南区前浜通6－45
	166	名翔会 名古屋セントラルクリニック	南区千竈通7－16－1
	167	こじま耳鼻咽喉科	南区寺部通2－12
	168	山田内科	南区寺部通2－26－1
	169	名南ファミリークリニック	南区三吉町5－33
	170	宏潤会　大同病院	南区白水町9
	171	山和会　山口病院	南区加福本通3－28
	172	豊田クリニック	南区豊田1－25－11
	173	三浦クリニック	南区豊田1－30－1 メディコート2階
	174	かとう眼科クリニック	南区豊田1－30－1 メディコート4階
	175	coccinelle のりクリニック	南区豊田1－36－8 キャストビル豊田1階
	176	名南会　名南ふれあい病院	南区豊田5－15－18
	177	きむら泌尿器科クリニック	南区忠次1－1－6 メディカルガーデン名古屋南3階
	178	津田医院	南区道徳通2－20－2
	179	道徳ファミリークリニック	南区道徳通2－33
	180	つげ整形外科	南区道徳通3－41
	181	宮田医院	南区道徳新町5－21
	182	名南会　名南病院	南区南陽通5－1－3
	183	おおたに整形外科皮フ科	南区内田橋1－1－13　2階
	184	内田橋ファミリークリニック	南区内田橋1－30－9
	185	松原内科医院	南区内田橋1－5－22
	186	並木会　並木クリニック	南区内田橋2－10－22
	187	うららクリニック	南区内田橋2－31－3 須原ビル1階
	188	いまい内科クリニック	南区豊1－28－18
	189	地域医療機能推進機構　中京病院	南区三条1－1－10
	190	宏潤会　だいどうクリニック	南区白水町8
	191	あいせい紀年病院	南区曽池町4－28
瑞穂区	192	みずほ在宅支援クリニック	瑞穂区豊岡通3－6－2M MIZUHO1階
	193	寿実会　ピュア女性クリニック	瑞穂区八勝通1－14－2
	194	一樹会　浅野眼科クリニック	瑞穂区八勝通2－30－1
	195	新生会クリニック	瑞穂区玉水町1－3－2
	196	いとう医院	瑞穂区弥富通2－12
	197	和心会 あらたまこころのクリニック	瑞穂区洲山町1－49
	198	みずほ通りクリニック	瑞穂区本願寺町3－10－1
	199	名古屋復明館　長屋眼科	瑞穂区惣作町1－17－1
	200	笑顔のおうちクリニック名古屋	瑞穂区鍵町1－1－1
	201	亀井整形外科クリニック	瑞穂区土市町2－6
	202	ブラザー記念病院	瑞穂区塩入町11－8

	No.	施設名	所在地
名古屋市外	290	半田市医師会健康管理センター	半田市神田町１－１
	291	東海クリニック	東海市大田町汐田１０
	292	公立西知多総合病院	東海市中ノ池３－１－１
	293	愛知県医療療育総合センター 中央病院	春日井市神屋町７１３－８
	294	愛知医科大学病院	長久手市岩作雁又１－１
	295	六輪会　六輪病院	稲沢市平和町塩川１０４
	296	偕行会リハビリテーション病院	弥富市神戸５－２０
	297	瑞頌会　尾張温泉かにえ病院	海部郡蟹江町西之森字長瀬下６５－１４

岐阜県・三重県

	No.	施設名	所在地
岐阜県・三重県	298	村上医院　耳鼻咽喉科	岐阜県各務原市蘇原東門町２－７８
	299	さか整形外科	岐阜県中津川市茄子川１５１－１６７
	300	青木会　青木記念病院	三重県桑名市中央町５－７

歯科

愛知県名古屋市内

	No.	施設名	所在地
港区	1	フルハシ歯科	港区津金２－１４－１３
	2	みなと医療生活協同組合 みなと歯科診療所	港区港楽３－７－１８
	3	みなと中央歯科	港区港明１－１－２　２階
	4	藤田歯科医院	港区浜１－２－１６
	5	小柳歯科医院	港区名港１－１４－２４ 佐藤ビル２階
	6	矢澤歯科医院	港区魁町４－６
	7	伊藤歯科	港区名四町１２０－１
	8	ベイシティ歯科・矯正歯科	港区品川町２－１－６ イオンモール名古屋みなと店１階
	9	岡田デンタルクリニック	港区築盛町１０２－２
	10	ハートデンタルクリニック	港区寛政町２－３３ ルージュ寛政町１階
	11	港スワン歯科・矯正歯科	港区川西通５－２４
	12	神野歯科医院	港区正徳町６－４
	13	近藤歯科医院	港区小碓２－２６８
	14	みなと歯科口腔外科	港区入場１－５０２みなとメディカルステーション２階
	15	オリーブ歯科クリニック	港区当知４－２０１犬飼ビル１階
	16	美和会　明正歯科	港区明正１－２－２
	17	中西歯科医院	港区油屋町３－１０－１
	18	あいち歯科	港区油屋町４－８－１
	19	杉山歯科	港区甚兵衛通３－２７－１
	20	多畑歯科医院	港区十一屋３－５７
	21	橋本歯科	港区十一屋３－６８－１
	22	マリンみなと歯科	港区一州町１－３ ベイシアみなと店内
	23	小島歯科医院	港区稲永５－８－１２
	24	博芳会 くりさき歯科・こども歯科	港区錦町２－２０
	25	やまだ歯科	港区東茶屋３－３３

	No.	施設名	所在地
港区	26	あきば歯科医院	港区秋葉１－１３０－２１６
	27	大矢歯科	港区春田野２－３０７
	28	カトウ歯科	港区西福田３－８０１
	29	西川歯科医院	港区知多１－８０６
中川区	30	大矢歯科医院	中川区荒江町１７－１３
	31	土屋歯科	中川区小本本町２－４５ メゾンホンゴウ１階
	32	吉岡歯科医院	中川区太平通２－３８
	33	おしむら歯科・こども矯正歯科クリニック	中川区細米町１－７
	34	松年歯科クリニック	中川区昭和橋通４－１８
	35	すぎむら歯科クリニック	中川区野田１－１８４
	36	にしだ歯科	中川区西中島１－１０３
	37	のざき歯科クリニック	中川区大当郎１－１９１１
	38	竹内歯科医院	中川区下之一色町権野１２９－１
	39	助光デンタルクリニック	中川区助光２－９０６
熱田区	40	あつたの森歯科クリニック	熱田区三本松町１３－１７
	41	歯科辻岡医院	熱田区花表町１５－１
	42	ジュン歯科医院	熱田区二番２－８－１
	43	佐々間歯科医院	熱田区一番１－１３－１７
	44	養明会　山中歯科医院	熱田区六番２－１－２７
	45	なかしま歯科医院	熱田区六番２－１６－４１
	46	健晴会　山田歯科医院	熱田区六番３－３－２２
	47	大宝歯科クリニック	熱田区大宝１－４－１６
中区	48	ふしみ矯正歯科	中区錦１－２０－１０ ＨＲ・ＮＥＴ伏見ビル３階
	49	オレフィス矯正歯科	中区錦２－１９－２１ 広小路ＴＮビル８階
	50	大山矯正歯科	中区栄５－１６－１４ 新東陽ビル２階
	51	サンデンタル	中区大須３－３０－６０ 大須３０１ビル５階
昭和区	52	渡辺歯科医院	昭和区丸屋町５－６４
	53	山口歯科	昭和区村雲町１７－２６ 成和ビル５階
	54	ふじき矯正歯科	昭和区広路町字北石坂１０２－５４ 八事グランドビル６階
千種区	55	星ヶ丘デンタルクリニック・矯正歯科	千種区井上町４９－１ 名古屋星ヶ丘ビル３階
	56	いけもり矯正歯科	千種区橋本町１－１３
	57	愛知学院大学歯学部附属病院	千種区末盛通２－１１
南区	58	かなざわ歯科	南区豊３－２９－９
瑞穂区	59	桑原歯科医院	瑞穂区内浜町２６－１３

愛知県名古屋市外

	No.	施設名	所在地
名古屋市外	60	きんばら歯科	大府市追分町１－２０３－１

● 索　引

症状、検査・診断方法、疾患名、治療方法やケアなどにかかわる語句を掲載しています。
（読者の皆さんに役立つと思われる箇所に限定しています）

中部ろうさい病院

〒455-8530 愛知県名古屋市港区港明1丁目10番6号
TEL 052-652-5511（代表）
https://www.chubuh.johas.go.jp/

【編集委員会メンバー】

院長　佐藤 啓二
神経内科部長　亀山 隆
呼吸器外科部長　中川 誠
リウマチ・膠原病科部長　滝澤 直歩
事務局　佐藤 久仁雄
　　　　前川 希美枝

■ カバーデザイン・イラスト／江口修平
■ 本文デザイン／スタジオ ギブ
■ 本文ＤＴＰ／大原 剛　角屋克博
■ 図版／岡本善弘（アルフォンス）
■ 本文イラスト／久保咲央里（デザインオフィス仔ざる貯金）
■ 編集／西元俊典　橋口 環　石浜圭太　福重可恵　竹島規子

決め手はチームワーク医療
患者さんに・ご家族に・地域に寄り添う 中部ろうさい病院

2021年3月30日　初版第1刷発行

編　著／中部ろうさい病院
発行者／出塚太郎
発行所／株式会社 バリューメディカル
　　　　〒150-0043　東京都渋谷区道玄坂2-16-4 野村不動産渋谷道玄坂ビル2階
　　　　TEL 03-6679-5957
　　　　FAX 03-6690-5791
発売元／有限会社 南々社
　　　　〒732-0048　広島市東区山根町27-2
　　　　TEL 082-261-8243

印刷製本所／大日本印刷株式会社
※定価はカバーに表示してあります。